AF305696

BULLETIN N°⁵ 1 à 6   JANVIER - JUILLET 1925

TRAITÉ
SCIENTIFIQUE ET INDUSTRIEL
DES PLANTES TEXTILES

FÉLICIEN MICHOTTE
Ingénieur E. C. P., Conseil-Expert
Spécialiste en textiles et cultures coloniales

LA RAMIE

TOME Ier
2me ÉDITION 1925

CULTURE ET SUCCÉDANÉS

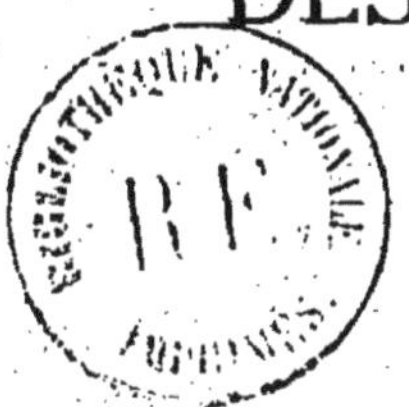

SOCIÉTÉ DE PROPAGANDE COLONIALE
PUBLICATION
de la
Section spéciale des cultures coloniales
45, Avenue Trudaine
PARIS

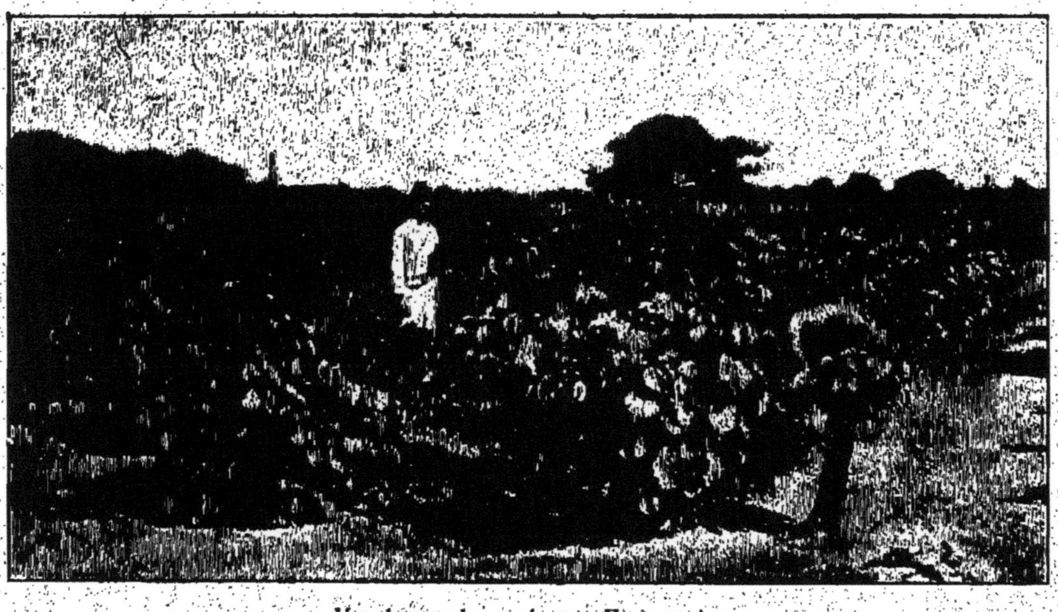

Un champ de ramie aux Etats-Unis

A LA MEMOIRE

de

Jeanne-Marie-Thérèse-Hortense MICHOTTE

née Maurice

1836 — 1920

Constant-Joseph-Philibert MICHOTTE

1838 — 1921

Nos chers parents

Félicien et Marie

De mon Maitre et Ami

Victor URBAIN

Ingénieur E. C. P.

1840 — 1907

Amis,

Vous planterez sur ma tombe
Un pied de ma blanche ramie
Car, ici-bas, l'homme tombe
Et la Nivea, reste en vie.

F. M. 1924

PRÉFACE

Ce présent volume est la seconde édition complètement remaniée et remise à jour du premier volume du Traité scientifique et industriel des plantes textiles publié en 1890.

Dans ce nouveau volume, j'ai supprimé tous les documents et redites qui étaient alors nécessaires, pour bien montrer que je n'avais aucun parti pris et que je traitais la question en toute impartialité.

Actuellement tous ces documents n'ont plus le moindre intérêt et il n'est pas dans mes habitudes de chercher à montrer — comme tant d'autres le font — ma connaissace d'un sujet par la grosseur du volume.

La conclusion de ma première édition était :

« La ramie est le textile de demain. »

31 ans ont passé et tout ce que j'avais écrit s'est vérifié ; aujourd'hui que depuis deux ans je prédis la disparition de la culture du cotonnier, je ne crains pas d'écrire :

« La ramie est le textile d'aujourd'hui »,

car c'est elle qui va remplacer le coton et peut-être même le jute et le lin — car si elle ne les remplace pas en totalité, elle les concurrencera sérieusement.

AVIS

Comme certains membres de l'Académie des Sciences, en particulier MM. Lecomte, Mangin, Guignard ont émis l'avis, que mes travaux étaient sans la moindre valeur et remplis d'erreurs, je les invite ici :

1º à me signaler les dites, que je puisse les rectifier ;

2º à les signaler publiquement à la double fin et de justifier leurs appréciations et leur bonne foi et de mettre en garde mes lecteurs.

Mes travaux ont évidemment des défauts nombreux.

Leur auteur n'est pas de la confrérie des Beni-Pousses-Pousses, ils n'ont pas été bénis par ces illustres Maîtres, et encore moins contre-signés par eux.

Ils n'ont pas suivis leur méthode de recopier seulement les précédents, en recopiant même les erreurs.

Ils ignorent la bouillie de M. Bordeaux chère à M. Lecomte.

Puis ils ont le très grave défaut d'avoir été utiles et de servir à quelque chose de pratique. C'est, en effet, grâce à eux qu'on a connu la ramie, et qu'elle a pris son essor industrielle, qu'on a connu les Agaves et qu'on les a cultivés de par le monde ; que sont sortis de l'ombre les Kapokiers, les Hibiscus, les Sansevières, lesquelles prennent chaque jour un rang plus important en industrie.

Toutes choses très graves et impardonnables.

J'ajoute que mes précédents ouvrages ont été couronnés par :

L'Académie d'Agriculture
La Société Nationale d'Acclimatation
La Société Nationale d'Encouragement à l'Industrie Nationale
La Société Industrielle de Lille.

Nota. — En vue de l'intérêt général, je sollicite de toutes les personnes qui feront des essais — quelques notes sur leurs résultats.

Je les en remercie par avance. Je recherche des graines de B. utilis.

INTRODUCTION

Le rendement de la ramie laisse bien loin derrière lui toutes les expériences conçues mêmes avec les cultures des régions chaudes sans réclamer des frais considérables inhérents à quelques-unes.

Ch. Rivière 1887

Première partie

Dans la première édition, je me suis efforcé de mettre la question au point ; dans ce but, j'ai dû faire de nombreuses critiques ; malgré leur nombre, personne ne me les a reprochées, ni les trois rapports faits sur mes travaux par l'Académie d'Agriculture, la Société d'Encouragement à l'Industrie Nationale, la Société d'Acclimatation qui toutes trois primèrent mon ouvrage (j'ai reçu deux médailles d'argent et une prime de 300 francs), ni les nombreuses analyses des journaux, ni même les critiqués qui gardèrent de Conrard le prudent silence ; seul le rapport de Gavelle-Brière, l'apôtre, avec Favier, de la décortication en sec, qui leur réussit si mal — trouva que mon ouvrage était une compilation où je ne faisais pas grandes preuves de connaissance du sujet.

Malgré cela, je m'étais promis de n'en plus faire ici, malheureusement j'y suis encore forcé pour mettre la question au point et le lecteur en garde, vu que récemment à la suite d'une demande de renseignements, une lettre officielle d'Indochine répondait ceci :

« M. Michotte a donné des chiffres inexacts, car il voulait présenter la ramie sous un jour avantageux. M. Hautefeuille lui n'a trouvé que... etc. »

Or, j'ai combattu dans ma première édition tout ce qui avait été publié d'inexact en vue de grossir la ramie et qui pourrait s'appeler la *théorie du gonflement* et je me suis efforcé de mettre la ramie à sa véritable place, tant en culture, qu'en travail, qu'en industrie.

Ceci a amené mon vieil ami Rivière à m'écrire avec raison : *« Votre ouvrage est le plus décourageant qui ait été écrit sur la ramie ».*

Dans ce travail de mise au point, j'ai démontré le grave inconvénient relatif de la ramie, son faible pourcentage en fibres qui force à travailler une énorme quantité de matières, d'où j'ai conclu avec preuves à l'appui que pour résoudre la question, il fallait des machines ou des procédés donnant la plus forte production possible avec le minimum de main-d'œuvre et par suite de coût.

Personne n'a contesté ni mes dires, ni mes chiffres et, bien mieux, tous ces derniers ont été pris et adoptés par le Congrès qui comptait présents. Favier, Gavelle-Brière. Faure, qui avaient là une belle occasion de me démolir ou de m'en *boucher un coin* comme on dit à Paris.

Ils s'en gardèrent bien, malgré que je les y ai conviés.

Pour répondre à cette critique on chercha et l'on trouva, on inventa alors ce que j'appellerai la *théorie du dégonflement* en réduisant les chiffres de production afin de pouvoir démontrer la possibilité d'emploi de procédés ou de machines à faible travail.

M. Duponchel, une autorité qui fit perdre quelques centaines de mille francs à feu Cloquemin et à ses actionnaires avec son prétendu procédé et sa broyeuse-batteuse-décortiqueuse — fut le premier inventeur de cette théorie avec ses prétendues observations au Hamma, que le trop honnête et trop confiant Rivière eut le tort d'accepter les yeux fermés.

Aujourd'hui, la théorie est reprise mais d'une façon très grave pour la question car elle est assez habilement présentée par M. Hautefeuille, et de plus celui étant chargé de mission, ses écrits étant publiés officiellement, on peut les prendre au sérieux et croire à sa compétence et à son impartialité — bien souvent réclamée — mais qui, comme on va le voir, est bien peu justifiée.

M. Hautefeuille présente bien la question mais il ne nous apprend rien de neuf, et si je disais que tout ce qu'il a écrit, à, quelques lignes près, il l'a pris dans mes ouvrages, il lui serait peut-être difficile de démontrer que ce n'est ni ma forme, ni mon fond ; mais il suit l'école de Favier, supprime, tronque ou dénature tout ce qui le gêne pour aboutir à son dégonflement et mettre en valeur la machine qu'il veut faire percer.

C'est ce que je vais démontrer en relevant, non pas tout, ce qui serait fastidieux, mais un certain nombre de points pour bien fixer le lecteur qu'il n'y a aucun parti pris de ma part.

Prenons d'abord les rendements : sur ce point M. Hautefeuille fait des critiques — que j'ai faites avant lui et sur les chiffres et sur le mode d'évaluation, mais j'ai vainement cherché la réfutation des assertions ou des chiffres par moi cités. Or, il arrive à ceci pour le Tonkin : production annuelle de 600 kg. en 3 coupes. ce, qui à 2,5% de rendement donne 24.000 kg. de tiges et à 100 gr. par tige, 80.000 tiges par coupe et pour 3 coupes 240.000 tiges.

Or, MM. Achard et Bremer, fonctionnaires du Tonkin et spécialistes en Agriculture, dont la compétence est indiquée par leurs travaux — autrement que celle de M. Hautefeuille — indiquent dans le Bulletin officiel : 580.000 tiges, soit 150% de plus, soit 58.000 kg. au lieu de 24.000.

Et vous ne trouverez nulle part cette indication malgré les pages de bafouillage sur ce sujet dans la brochure Hautefeuille.

D'autre part, M. Cowentry cite des chiffres pour les Indes ; on ne les trouve pas non plus (je les donne à Indes) mais s'il cite M. Cowentry, non seulement, il supprime tout ce qui le gêne mais il dénature le reste, ainsi qu'on va le voir.

M. Karpeles pour cette même plantation indique deux coupes donnant 200.000 tiges à l'hectare qui pèsent effeuillées 14.000 kg. produisant

470 kg. (soit 3,3 seulement % au lieu de 5), ceci dû à la décortiqueuse employée système Faure).

Que M. Cowentry ne trouve en fibre sèche que 2½% au lieu de 5 des tiges effeuillées ; cela s'explique, d'après M. Hautefeuille, par l'emploi d'un séchoir industriel, les expérimentateurs étant nouveaux (??) dans les textiles ne se rendent pas compte de ce que doit être une tige sèche . ?? (page 681.)

Or, M. Hautefeuille ferait mieux, à mon avis, au lieu de prendre tout le monde pour des imbéciles, de ne pas écrire deux pareilles stupidités, d'autant que M. Cowentry dit : *que ce chiffre est dû au déchet donné par la machine Faure et qu'on devrait avoir un rendement double* — et non à son séchoir qui est une trouvaille de Hautefeuille (soit 5% pour les tiges effeuillées, ce que j'ai toujours indiqué).

Comment se fait-il que le chiffre de récolte pour six coupes donné par M. Cowentry de 34.500 kg. pour un acre soit à l'hectare 47 tonnes, se trouve ici ramené à 34 tonnes seulement ; puis que plus bas la moyenne récoltée dans cette même culture relevée par M. Hautefeuille n'est plus que de 9 à 10.000 kg. à l'hectare, soit 500 kg. de fibres au lieu de 2.000. (1)

Pour les rendemnts. d'après M. Hautefeuille. seuls ses chiffres sont exacts, et seul il a l'expérience, tous les autres ont le défaut de *véritable expérience* (?) et seuls ses patientes enquêtes ou les aveux de ceux qui manquent de courage (?) pour les reconnaître publiquement lui ont permis de donner des chiffres exacts.

Remarque : J'aurais moi aussi, comme constructeur de machines intérêt à établir des chiffres faibles pour répondre à cette objection :

Mais alors il faut un grand nombre de machines.

Objection juste, à première vue, même avec les machines à grande production, qu'on trouvera réfutée à la fin de ce même volume au titre « décortication ».

M. Hautefeuille attaque le Congrès pour ses chiffres — je ne dirai pas que le dit est inattaquable, car j'ai renoncé à critiquer le nombre de bourdes qui y furent débitées — mais il l'attaque justement là où il en a été dit le moins ; en outre il aurait pu relever les calembredaines de Faure père ; et aussi sa brochure, qui détenait deux pompons ; puis il passe sous silence tous les autres auteurs — qui ont vu sur place et constaté et qui ont *honnêtement* donné ce qu'ils ont vu ; or cela lui était cependant facile, il n'avait qu'à feuilleter mon volume *Culture ;* ils y sont tous, mais de ceux là il fait un *impartial* silence.

D'autre part, nous trouvons :

Page 662 de la brochure Hautefeuille :

« On fera toujours bien de profiter de cette facilité pour enfouir » des doses massives, car, par suite, plantes et racines occuperont la » superficie du champ au point de rendre à peu près impossible l'in-» corporation d'engrais pailleux. »

____

(1) Notons qu'un prospectus Faure indique en France 2 coupes avec 1 milion de tiges par coupe. Chaque tige de 100 gr. soit 100 tonnes par coupe et de 110 à 120 tiges au mètre carré.

Voilà qui ne concorde guère avec un maximum de 30 à 50 tiges. au mètre carré, soit 1 par 3 ou 2 décimètres et demi.

Puis page 672 :

« Cet enchevêtrement qui arrive à constituer en très peu d'années une sorte de feutrage à la superficie du sol, fut le principal obstacle que nous rencontrâmes à La-Pho (Tonkin) dans nos cultures de ramie ».

Voilà qui cadre encore moins avec 30 tiges au mètre carré et surtout avec une production de filasse de 20 grammes (1) ce qui correspond à 2,5 % ; à 800 grammes au mètre carré de matières diverses d'où ce n'est pas 30 tiges, mais à 125 gr. la tige ; 6 à 7 *tiges seulement*. Comme culture, c'est peut-être du *système Fort*, mais c'est surtout plus que maigre.

Et comprendra qui pourra : ou ses assertions sont justes et les chiffres sont alors faux, ou les assertions sont fausses et les chiffres justes, à moins cependant que la machine ne se soit pas contentée de ses 50 % de déchets mais aie donnée du 500 %.

Je donne ici pour comparaison le *tableau des rendements suivant des expérimentateurs divers :*

Note de M. Harmand, Consul de France à Java :

Quatre coupes — la plante donne la première année : première coupe. 4 rejets ; deuxième, 6 et 8 ; troisième, 10 à 12 ; quatrième. 16 à 20. Si on met quatre pieds au m. c. cela fait 64 à 80 tiges au m. c.

Traité d'Agriculture chinois :

On espace les plantes de 1 pied (0 m. 30) les unes des autres — soit 9 au mètre carré ou 90.000 à l'hectare à 60 ou 80 tiges chacunes cela donne 540.000 à 720.000 tiges.

Japon, d'après le Dr Ed. Mène :

La première coupe est brûlée à 1,50 ; la deuxième se fait en septembre, les tiges ont 1 m. 80 à 2 mètres.

Donc on peut faire *deux coupes la première année.*

Ce qu'Hautefeuille conteste en tournant en ridicule un auteur *non nommé.*

Indes. — Note du Dr Kings, Superintendant des Jardins botaniques de Saharumpore 1869 : On plante à 0,45 les uns des autres.

Indes. — Colonel Hannoy :

En Assam, la ramie a 2 m. 50. on fait 4 coupes, avril, juin, août et novembre ; même une cinquième.

Note Crozat (Commission de la ramie) :

« Au Tonkin, autour des cases en culture très médiocre, on a 70 a 80 bonnes tiges à décortiquer au mètre carré. »

Rapport Tisserand :

« 40 à 50 tiges au mètre carré, soit 400.000 à 500.000 tiges à l'hectare. »

Rapport : Rivière.

« 500.000 tiges à l'hectare et par coupe, et même au mètre carré 100 tiges dans certains cas. »

____

(1) 200 kilos par coupe font 20 grammes au mètre carré.

Autre rapport en grande culture 22.000 kg. de tiges effeuillées pour 8.750 mètres.

M. Guignet, qui a été un des premiers à écrire des chiffres exacts, m'écrivait, il y a peu de temps :

« ... en première année, première coupe, j'ai obtenu 471.000 tiges, soit 70 tonnes en vert au minimum. »

Fawier Rapport :

« En Algérie, une première coupe le 15 mai, une deuxième vingt jours après. »

Chez M. Gorissen, à 18 mois de plantation de 6 hectares :

« 50.000 pieds, 50 tiges, 3/10 par m. c.; ou 500.000 tiges qui, pour la première coupe de la deuxième année donnent : 22.500 kg. de tiges effeuillées du poids moyen de 45 grammes. »

M. Hilgrand en Californie :

« 4 coupes donnant 4.250 kg. de lanières. »

Expériences du jardin botanique de Basse-Terre (Guadeloupe) en 1884 :

« 45.000 pieds à 30 ou 40 tiges par pied, tiges 1 à 1,25, soit 1.350.000 à 1.800.000 tiges à l'hectare ou 135 à 180 au mètre carré. »

Goncet de Mas en Italie :

« Deuxième année 2 coupes, 65.750 kg. en tiges vertes; troisième année 2 coupes, 80.900 kg.

» Pour 10.000 pieds à l'hectare, tiges de 1 m. 20, mettons 100 à 120 grammes, soit 550.000 à 600.000 ou 300.000 par coupe ou 30 au m. c.

» Pour troisième année, 400.000 tiges par coupe. »

M. Moer, Directeur du Jardin de Budapest (Hongrie) :

« Expériences sur 4.316 mètres carrés à 5 rhizomes, soit 21.580, ont donné de 50 à 80 tiges par pied la deuxième année, et 2.570.000 tiges. »

Commission du Guatémala :

« 40.000 plants à 15 tiges par plant ou 600.000 tiges. Par manzana ou 920.000 tiges, soit 92 au mètre carré et 36.000 kg. par coupe et par hectare tiges effeuillées ou 72.000 kg. avec feuilles. »

De ce tableau il ressort partout que, même en première année, on arrive de 50 à 80-90 tiges au mètre carré.

On doit donc conclure :

Que tout le monde n'est qu'imbécile et malhonnête et que M. Hautefeuille est le seul intelligent et honnête ou tout le contraire.

Puis une dissertation de deux pages pour arriver à ceci :

Pour trouver seulement 60 tiges au mètre carré, il faut admettre un écart de 0,10 × 0,15 *invraisemblable*, ce qui rend les binages impossibles, avec un tel écartement il faudra supposer des tiges sans feuillage ou les feuilles doivent *renoncer à s'étaler et se replier sur elles-mêmes*, (d'après cela on bine tige par tige). Le jute le plus dense ne donne que 40 tiges, le chanvre donne 35 tiges, dont 26 inutilisables.

Quand on lit cela, on ne peut que penser et se demander, où ce praticien a vu la ramie et s'il en a même jamais vu; attendu que la ramie part d'un rhizome et produit une touffe d'où émergent une série de tiges groupées dans un cercle de 10, 15 ou 20 centimètres de diamètre, suivant l'âge de la plantation, avec tiges issues des rejets s'en écartant; d'autre part, le jute et le chanvre sont issus de graines dont chacune donne une tige plus ou moins écartée des voisines.

Or, j'ai trouvé à Nogent (moyennes de plusieurs pieds) :

	Tiges	Tigelles	Total	Nombre de pieds au m²	Nombre de tiges au m²
Nivéa	42	40	82	4 tiges de 1,80 m.	328
Tenacissima	45	20	65	4 tiges de plus de 2 m.	260
	126	10	136	1	136
Candicans	38	48	86	4	344

Nota. — Les tiges ont été pesées par botte issue d'un pied et leur poids moyen obtenu en divisant par leur nombre; lequel a été de 60, 80, 110 130, 425 grammes.

Or, malgré ce nombre, on pouvait biner, et le feuillage n'était pas replié mais parfaitement étalé.

En Algérie, j'ai constaté un nombre des tiges était bien plus considérable et tout binage était impossible par le tallage des pieds qui se touchaient et s'entremêlaient tiges et feuilles.

Mais il y a mieux, c'est de prendre l'avis d'Hautefeuille lui-même. Dans sa brochure sur le jute, page 291, il nous dit :

« On peut laisser la plantation très serrée et les pieds rapprochés jusqu'à 10, 12 ou 15 cm. les uns des autres ; ce qui importe le plus qu'une distance plus ou moins grande, c'est une grande régularité. »

Ceci fait 100, 70, 60 tiges au mètre carré, et dans sa brochure sur la ramie, il donne, comme appui de ses dires, sur la ramie que le jute le plus dense ne donne pas 40 tiges au mètre carré, puisque l'armoise en peuplements très denses ayant l'aspect des champs de jute ne donne que 12 à 22 tiges dont un certain nombre mal venues.

Nota. — Le jute atteint 3 m. 50 et 4 m. 50 de haut avec un diamètre plus que double et n'est pas une plante périennale à rhizomes.

Puis, page 320, que le jute aux Indes ne donne à Burdwan en vingt expériences de 1.400 : 2.350 kg. à l'hectare de fibres (en lanières ce serait environ le double).

Puis, page 327 — Expériences de Cuttack — rendement 1.087 à 2.850 avec moyenne de 2.500 en 1907.

Page 325 — Tableau des résultats comparatifs du jute à :

0,10 moyenne de 4 années, 2.040 kg.
0,15 moyenne de 4 années, 1.500 kg.
0,20 moyenne de 4 années, 1.200 kg.
0,25 moyenne de 4 années, 1.080 kg.

Conclusion. — L'espacement de 10 cm. donne des rendements plus avantageux.

Remarque. — A 5 % la récolte serait de 41.000 kg. et 61.000 kg. au lieu des 8.000 qu'il indique pour la ramie.

— 13 —

D'autre part, M. Borel à Phu-Thy, au Tonkin, a obtenu avec engrais 75.000 et 100.000 kg. à l'hectare, ce qui en tiges de 120 à 220 gr. en moyenne 150 gr. ; cela donne de 550.000 à 667.000 tiges, soit de 50 à 67 au mètre carré.

Regardons d'ailleurs un peu ce que représente deux millions de tiges à l'hectare.

C'est 200 au mètre carré.

Deux au décimètre carré. Prenons un décimètre et traçons y deux ronds de 1 cm. et examinons dans nos jardins des plantes buissonnantes quelconques : et l'on verra alors des tiges identiques à la ramie avec 30, 40, 60 tiges par pied et 10 et 12 pieds au mètre carré, soit de 300 à 700 tiges, ce qui ne fait en réalité que 7 tiges par décimètre carré.

La ramie, plante envahissante à rhizomes, aurait-elle donc cette prétention de n'émettre qu'une tige par deux décimètres carrés, ce qui est en contradiction avec tous les documents où l'on nous dit qu'il est nécessaire au bout de trois ou quatre ans de passer une charrue dans les champs pour en détruire la végétation trop intense (1).

S'il y avait non pas 60 tiges au mètre carré mais même 200, cela n'aurait pas la moindre utilité.

La seule utilité d'avoir moins de 50 tiges au mètre carré est de permettre à la machine Faure de se présenter aux profanes avec quelques chances de possibilité.

Nous avons eu des chiffres de M. Van Maaren qui établit des cultures de production à 20 % de rendement en ajoutant : je dois ce chiffre à l'obligeance du constructeur de la machine, M. Faure. C'est décidément de plus en plus *Faure* — 20 au lieu de 2 ; prochainement ce sera 40 — quand on prend des rendements, c'est comme le galon, on n'en saurait trop prendre, le seul malheur est que ça ne fait pas prendre la machine pour cela, ni ne met du beurre dans la caisse de ceux qui l'exploitent ou plutôt qui sont exploités par elle.

Voyons les machines :

M. Hautefeuille nous dit ceci : la machine Faure a produit 15 kg. dans les essais de Paris en 1900.

Pourquoi, lui, qui clame tant contre les essais de 15 minutes (chose que j'ai écrite 20 ans avant lui), nous sert-il les résultats de cet essai de 5 minutes, alors qu'il a sur place les chiffres pratiques de 9 kg. que M. Karpeles a donné pour résultats en pratique de deux machines.

Puis il ne remarque pas que cette manière de faire cadre bien mal avec ce qu'il écrit plus loin : que ce pauvre M. Faure se met sur la paille en essais et en modèles nouveaux, puisque cette machine qui a dû être du dernier modèle date de 1900. Puis il a ajouté : *qu'il a vu* une machine produisant 37 kg., puis une de 100, deux machines dont M. Karpeles a oublié de parler — ce qu'il aurait fait si elles avaient existé.

____

(1) Voir page 40, tête de pages 45, 50, 54 et 57.

Mais ce dire amène une conclusion qui est la suivante :

Puisque l'affaire a culbuté — ce qu'il nous énonce avant, et si les deux machines, en particulier celle de 100 kg. ont été utilisées, c'est la démonstration qu'elles n'étaient pas plus utilisables pratiquement que celle produisant 9 kg., sans cela l'affaire eut continué.

Pourquoi, s'il est impartial comme il l'énonce si souvent, ne nous dit-il pas la cause de l'échec, dont il nous annonce l'explication mais qu'il ne nous donne pas ?

Remarques

On voit d'après ce tableau, dont les chiffres sont prix sur des documents sérieux, et où tous ceux, quelque peu douteux sont éliminés :

1º qu'on a, suivant le nombre de pieds et l'âge de la plantation, de 100.000 à 2.000.000 de tiges par coupe et plus. Donc que vouloir effeuiller à la main est un problème analogue à celui de la récolte du coton, sinon pire, car le coton se retire facilement, les feuilles de ramie pas.

Conclusion. — La machine doit effeuiller.

2º Que pour pouvoir travailler ce nombre et ce dans le court laps de temps entre les coupes, il ne faut pas avoir une machine traitant 4.500 tiges par jour (1), car alors il faut de 22 à 440 jours de travail par machine pour une coupe d'un hectare, et qu'une machine produisant 300 kg. demandera de 1 jour ½ à 25 jours.

M. Rivière avait donc raison — j'ajoute et moi aussi (car nous avons été les deux seuls de cette opinion) en disant qu'il faudrait une machine analogue comme travail à celui de la batteuse à blé. Or, ceci n'est pas possible car le travail demandé à la machine est beaucoup plus long, plus minutieux et plus difficile que celui du blé — pour lequel on n'a pas en grande installation qu'une batteuse malgré que le temps est beaucoup moins limité.

Il faut, néanmoins, une machine de travail maximum possible.

3º Que si on prend le poids de 150 grammes pour les tiges vertes feuillées c'est un minimum de 15 tonnes à 300 tonnes à manipuler par coupe.

Donc :

1º que le transport est à compter et qu'il y a tout intérêt, sinon tout impossibilité de travailler économiquement autrement que sur le champ.

D'où nécessité de la machine transportable.

Si ces trois conditions :

1º la machine travaillant sur le champ ;

2º la machine effeuillant ;

3º la machine de grand travail ;

ne sont pas remplies, il n'y a pas besoin d'expériences en grand pour

---

(1) 9 kilos de fibres à 50 % de déchets de fibres soit 18 kilos de fibres donnant à 5º/₀ 360 kilos de tiges effeuillées qui à 750 grammes par tige donnent 4.500 tiges

conclure à l'échec ... ce que j'ai toujours dit, et ce malgré l'avis des autorités des concours pour lesquels la beauté du produit comptait seule — ce qui était d'autant plus stupide que beau ou laid, puant ou parfumé, il faut le dégommer pour pouvoir l'utiliser.

L'ignorance et la stupidité des Jurys ont retardé la question de trente-cinq ans.

D'autre part il faut encore relever dans cette publication pas mal de points.

Entre autres :

Où a-t-il vu, que l'Industrie pose à l'Agriculture des conditions de vente inexplicable.

Si en 1889 on proposait le prix de 0.30 ou 0.40 pour les lanières, le China-Grass depuis qu'on l'utilise n'a fait que monter de 0.50 ou 0.60 au début, il était avant guerre passé à 1.50 et même à plus de 2 fr. pour les belles qualités et il trouvait preneur ; actuellement il vaut de 5 à 6 francs.

Et ceci :

Une autre étude est encore plus précieuse en ce sens qu'elle fouille davantage la question, elle est dûe à P. A. Favier qui était un apôtre sachant mettre *l'intérêt général au-dessus de son intérêt particulier ;* ceci est à encadrer et comme bourrage de crâne voilà le pompon, car l'auteur est de Paris, et il ne peut pas dire qu'il ne savait pas.

Puis : on ne peut dire qu'elle ait occasionné de très grands sacrifices, où qu'elle ait été un champ d'action fructueux pour les faiseurs ; presque toutes les personnes qu'elle a mise en activité étaient de bonne foi.

Après avoir écrit que Favier était un apôtre désintéressé, on devait bien cette suite aux autres.

Puis : aucune des idées mises en action n'était tout à fait dépourvue de valeur.

Que fallait-il donc pour qu'elles le fussent et comment se fait-il que pas une n'a pu produire quoique ce soit.

Ceux qui les avaient longuement caressées n'y renonçant pas dès la première atteinte mais ne s'obstinaient pas contre l'évidence.

Témoins : Favier de 1881 à 1896 qui de 1 million arriva à 5 avec son décorticage en sec et sa machine, sans avoir produit un kilo par son procédé, vu que ce qu'il travaillait était du China-Grass ; Charrière et ses centaines de mille francs. et Cloquemin avec ses trois procédés successifs, pour ne citer que ceux-là, et tant d'autres.

La ramie n'a pas englouti beaucoup de capitaux.

Non, seulement une cinquantaine de millions d'après mon estimation de 1890.

Combien fallait-il donc qu'elle en englouti pour que cela compte ?

Nous y trouvons plus loin.

Les Grands Magasins de Paris depuis longtemps vendent du linge de table.

M. Hautefeuille aurait bien dû mettre l'adresse

Puis la Compagnie Transatlantique emploie des services de table en ramie.

Elle en a employé quand elle avait une Société de ramie, depuis 15 ou 20 ans que celle-ci n'existe plus, les services l'ont suivi.

Puis page 671 nous trouvons.

M. Faure dans le Limousin avait en 1910 une plantation d'une vingtaine d'années.

Comme la plantation Faure a été commencée en 1890 (d'après le prospectus Faure lui-même), elle avait donc moins de 10 ans.

Bien mauvaise la documentation.

D'autre part où M. Hautefeuille a-t-il vu que la filasse dégommée ne valait pas un franc le kilogramme (avant-guerre) le China-Grass se vendait en Europe 0,90 à 1,20 et même 1,50 à 1,80 suivant qualité, il perd 30% au dégommage soit du 1,35 à 1,80 et 2,25 à 2,70 plus les frais de dégommage mettons 0,50, cela nous donne de 1,85 à 3,20 fr. plus le bénéfice du dégommage.

Nous sommes loin de compte.

La filasse est vendue aujourd'hui en Indochine rarement plus de 0,70 — donc rien d'extraordinaire aux prix ci-dessus et impossibilité de la vendre dégommée moins d'un franc.

Autre remarque: M. Hautefeuille écrit qu'un orateur *parmi les plus considérés pour la compétence,* affirmait qu'une coupe donnait 30.000 kg. de tiges vertes et que dans un travail écrit par lui et considéré comme très sérieux, il escomptait normalement par coupe 7.700 à 9.000 kg. de tiges sèches qui au 1/10 donnent 77.000 à 90.000 de tiges vertes, c'est-à-dire trois fois plus que le maximum annoncé par le même congressiste.

Ce congressiste, c'est moi.

Or, je constate que M. Hautefeuille lit bien mal. car page 33 des procès-verbaux il est dit :

Monsieur Michotte. On parle de transporter une machine comme d'une difficulté, et l'on n'en trouve pas à transporter 30.000 kg. par coupe et par hectare, *parce qu'ils sont séchés.*

C'est en sec que j'ai dit et *non en vert* et par conséquent en vert se serait 30.000 × 10 = 300.000 kg. et non 77.000 ou 90.000 indiqués dans un autre de mes écrits.

Je regrette de dire à M. Hautefeuille qu'au Jardin Colonial de Nogent, sur une plantation très clairsemée j'ai trouvé de 100.000 à 204.000 kg. de tiges avec moyenne de 134.000 kg. donc le double de ce qu'il trouve extraordinaire et qu'en Algérie, les plantations que j'ai vues à Collo, à Bouffarick, au Hamma étaient quatre fois plus denses.

Et que cette fois encore mes écrits concordent et qu'il pourra suivant les régions voir indiquer les chiffres de 77.000—90.000 et même 300.000 kg.

Il critique les rendements par multiplication de poids et de nombre de tiges ; les essais de machines de 2 minutes.

J'ai écrit tout cela dès 1889. —

Autre remarque : .

Comment se fait-il, que M. Hautefeuille qui cite les brochures de Bigle de Cardo, de Forbes Watson, de Royer, surtout celle très complète de Favier, celle de Numa-Bothier, ne cite nulle part le dernier et le plus important ouvrage paru — qu'il eut pû critiquer à loisir, vu qu'il a, de la surface.

Or, ce volume, il ne peut l'ignorer, il était employé comme secrétaire à l'Académie d'Agriculture lorsque celle-ci a couronné mon volume et je lui en ai remis un pour le journal dont il était directeur ; il le cite d'ailleurs sans le nommer.

On ignore ce qui vous embête — c'est entendu et je n'ignore pas que les bouquins Michotte embêtent pas mal de gens, et même plusieurs *grosses légumes* de l'Institut, car il faut faire *le compte avec eux*

Je pense avoir suffisamment démontré et la valeur que l'on doit accorder aux écrits d'Hautefeuille et le but qu'il poursuit ; car autrement il faudrait écrire qu'il n'a jamais rien compris à la ramie même après douze ans d'études et de prétendue pratique et je ne le juge pas aussi nul que cela et je lui dit :

« Vous avez été trop fort ou « Faure » (à votre choix), votre ficelle de ramie est un câble bien peu solide et il faudrait être un parfait imbécile pour ne pas la voir ; or, j'en ai vu d'autres que les vôtres », et je lui pose la question suivante : Quels sont donc les résultats que vous ont donné vos 15 ans de séjour ?

J'ajoute que M. Hautefeuille était l'agent de « Faure », ce qui explique tout.

Rapport du Congrès. — Le Congrès qui eût lieu à Sœrabaya (Java) en 1911, s'est occupé de la question ramie avec tout autant de succès d'ailleurs que celui de 1900.

En effet, la question a été traitée comme on traite généralement les questions dans les Congrès, où un Monsieur est désigné où se désigne lui-même pour faire un rapport, et 90 fois sur 100. il ne connait pas le premier mot de la question — pour la connaître il prend ce qui lui tombe sous la main traitant du sujet et en fait une *salade* où il ajoute ses impressions personnelles.

Résultat. — Toujours le même, ce sont infailliblement les bourdes qui sont recueillies et le Congrès, qui ne sait pas plus — les accueille et les authentifie.

M. Pynaert qui a écrit une note sur la ramie (Bulletin agricole du Congo belge, juin 1914), nous fait voir par sa note les bons résultats auxquels on arrive.

En effet, en s'inspirant de divers écrits et du Congrès il nous dit :

« Me Blunscheli, rapporteur du Congrès. estime qu'une des causes d'insuccès est attribuable à la coupe trop hâtive des tiges, qui donne une fibre de qualité inférieure. »

Je me demande où le rapporteur a bien pu faire cette découverte; vu que tous les écrits sont unanimes : on coupe à la maturité lorsque la base est brune sur 10 cm.

Et où a-t-il découvert, que les industriels ont rejeté la ramie parce que la fibre était de qualité inférieure.

Le jute, il me semble, est bien plus inférieure

C'est là de la haute nouveauté et de la non moins haute fantaisie.

Et où et comment les industriels peuvent-ils apprécier, si la ramie est ou non de la qualité qu'elle doit avoir.

Je serais très heureux de le savoir, car j'avoue l'ignorer et je ne suis pas seul à posséder cette ignorance, puisque récemment, j'ai découvert des industriels dégommeurs et filateurs, qui travaillaient de la *fibre d'ananas* convaincus qu'ils traitaient de *la ramie*.

Nous y trouvons ensuite :

« Le travail en vert doit être préféré parce que la fibre s'altère au cours du séchage ou au cours du transport des tiges au lieu de préparation. »

Or, le véritable motif, est qu'on ne peut pas sécher les tiges qui se pourrissent ; mais ne se sèchent pas; quand on transporte — il y a une autre cause bien plus grave — c'est l'impossibilité, vu le volume, or cette rédaction laisse croire qu'on ne peut pas transporter même à courte distance, tel le cas d'une plantation avec machine fixe au centre — or, cela se peut sans inconvénient.

Pour les machines, la question est vite réglée en deux *lignes*, aucune ne semble avoir donné de résultats très favorables. Puis, pour le dégommage — 4 lignes — à l'heure actuelle il s'opère dans les usines fabriquant les tissus et il y a une perte de 30% de fibres dans cette opération.

Ici deux erreurs : on dégomme dans les filatures, jamais dans les tissages.

Les connaissances en travail des textiles du rapporteur l'ont fait confondre filature et tissage.

Quant à la perte de 30% elle est en gommes — mais *non en fibres*.

Rendement : d'après M. H. Jumelle, il indique de 400 à 600.000 tiges, d'où on extrait 1.200 à 1.800 kilos de filasse, laquelle représente 50% de lanières corticales.

C'est juste tout le contraire, on extrait 1.200 à 1.800 kilos de lanières corticales qui donnent 50% de filasse, soit 600 à 900 kilos.

M. Blunscheli qui semble avoir fait autorité au Congrès de Socrabaya, estime que les meilleures terres sont à peine bonnes pour la ramie.

C'est là une appréciation singulière, la ramie demande une bonne terre, profonde et de l'eau, plus elle est riche en humus meilleure elle est, or ceci est commun à toutes les plantes; mais non une super-terre introuvable.

Quant aux engrais qu'il faudrait en quantité, d'après lui, c'est encore une erreur, la ramie vient sans engrais durant de longues années et son principal engrais est de *l'eau*, et ce n'est qu'au bout de 10 à 15 ans ou plus que la terre est épuisée, mais cela est pour toutes les cultures et non spécial à la ramie et souvent dans une bien plus courte période.

Et est-ce que le coton ne demande pas chaque année pour produire ses 100 ou 150 kilos de récolte, une grande quantité d'engrais 40 à 75 tonnes de fumier en Egypte plus 200 kilos d'azote.

Bénéfice. — Un hectare donne en Algérie 4 coupes à 1000 kilos de filasse, soit à 70 francs les 100 kilos, 2.800 francs.

Or, il est dit plus loin qu'en Algérie on ne peut faire 4 coupes ; puis ci-dessus le rendement est de 12 à 1800 kilos (ici on compte 1000), et où a-t-il vu le prix de 70 francs — lequel est le prix du China-Grass.

Il est vrai que le rapporteur paraît totalement ignorer que le China-Grass et l'écorce sont deux choses essentiellement différentes.

Quant aux agriculteurs algériens, si ils ne font pas de ramie, ce n'est parce que d'autres cultures rapportent plus — c'est parce qu'il faut de l'eau et qu'il n'y en a pas — et que là où il y en a ils n'ont pas trouvé acheteur de leurs lanières — les industriels n'achètant jadis que du China-Grass.

Prix. — Je trouve ces perles ; la fibre en Chine atteint de 0.60 à 2.50 de longueur (je demande à voir des fibres de Chine de 2.50), puis le lin et le chanvre n'atteignent respectivement que 0.60 et 0.40. Du chanvre de 0.40 — décidément, le rapporteur et ceux qui le recopient ont un sérieux besoin d'aller à l'école.

Pour eux je note : le chanvre du Nord de la France a de 1.20 à 1.50 de long ; celui d'Italie de 1.80 à 2.50 ; celui de Chine ou des Indes de 2.50 à 3.50.

Remarquons encore ici : que malgré le plus grand soin apporté à la préparation, il reste toujours de petites particules de gomme et de l'épiderme mêlés à la fibre qui causent de grands inconvénients lors de la manufacture des tissus.

Ceci est encore une perle : et la filature n'existe décidément pas pour cet éminent rapporteur.

Le Chinois mêle souvent dans son China-Grass des écorces mal travaillées et contenant encore de l'épiderme ; or, la plupart des dégommages sont incapables d'enlever cet épiderme, d'où difficultés lors du *peignage en filature* (pour ceux qui ne savent pas dégommer).

Utilisation. — M. Pynaert cite les nombreuses utilisations actuelles de la ramie — lesquelles sont exactes. Puis il cite la conclusion officielle du Congrès des fibres de Sœrabaya : qui sont à encadrer et à retenir :

« La Commission se déclare dans l'impossibilité d'émettre une opinion sur le côté économique, attendu qu'elle ne dispose pas de données suffisantes. »

Ensuite : *elle estime superflu qu'on s'occupe davantage de cette exploitation*, vu que :

1° la culture en grand de la ramie, n'a jamais été faite avec succès par des Européens aux Indes Néerlandaises ;

2° suivant l'avis d'*experts*, présents au Congrès, la fibre de la ramie manque de l'élasticité nécessaire pour la confection de tissus durables, elle n'a trouvé de placement dans l'industrie que pour certains tissus spéciaux ;

3º jusqu'à présent on n'a trouvé aucune machine permettant d'obtenir la fibre économiquement.

Remettons donc au point ces magistrales conclusions et montrons-en la *stupidité*.

1º On n'a pas eu de succès en grand pour la raison très simple, qu'il n'y a *jamais* eu la moindre exploitation, mais seulement l'essai de une ou deux machines

2º La fibre manque d'élasticité pour les tissus durables — mais on en fait des tissus spéciaux — comprendra qui pourra — à moins que les tissus spéciaux fussent des tissus non durables.

S'intituler *experts* et déclarer que les tissus de ramie ne sont pas durables, alors que tous les écrits ont prôné et démontré la supériorité de la ramie sur tous les autres textiles et que jamais personne parmi les intéressés — pourtant nombreux les liniers, chanvriers et cotonniers qui pendant plus de quinze ans ont lutté en sous-mains contre la ramie — aucun n'a démontré, ni même osé émettre cette opinion.

Au procès de Leipzig on a cherché à l'émettre et il a été *unanimement reconnu* que la ramie était supérieure à tous les autres textiles, par sa résistance et sa durée.

Et la ramie qui ne convient pas pour le linge de table ?? Ceci est encore à « encadrer » puisque en 1889 et 1900 tout le monde admirait le linge de table en ramie qui n'avait pas besoin d'être calandré, pour, paraître l'être.

On a objecté qu'il pluchait, c'était vrai pour certaine parce que les fils étaient très *mal fabriqués avec des produits mal dégommés.*

Je puis en parler par expérience, j'en ai usé et mon ami V. Urbain aussi, et j'ai porté de 1901 à 1915, trois tricots en ramie que j'avais reçu en cadeau des usines d'Emmendingen. lesquels étaient après 14 ans usés, mais encore très mettables et ont été donnés par moi aux ambulances de la guerre.

Le Congrès a encore émis ceci :

La demande de la ramie est limitée.

C'est exact, mais pour une cause, c'est que l'on ne trouve pas, et nombreux sont ceux qui ont voulu traiter la ramie et l'ont abandonné faute de trouver de la matière première.

Je parle ici en connaissance de cause, car depuis 33 ans que je m'en occupe j'ai reçu chaque année plusieurs lettres me demandant si l'on pouvait en avoir couramment.

A ceci je puis ajouter et la guerre de 1914 où il a été reconnu par les multiples études des toiles pour les aéroplanes — études faites par des Français, des Anglais, des Américains et des Italiens qui tous ont abouti à la même conclusion — employer la ramie de préférence au lin et au chanvre.

3º Quant aux machines — la conclusion aurait due être justifiée — et si la machine X qui a été essayée aux Indes n'était pas économique — vous ne deviez pas en conclure es-cathédra qu'il n'y en a pas.

M. Pynaert termine par cette conclusion :

1º que les jardins d'essais du Congo étudient la sélection des variétés culturales ;

2º que le monde des industriels et des chimistes invente des défibreuses à rendement sûr et rapide, en vert sur le champ ; ainsi que des procédés chimiques ou mécaniques de séparation des fibres d'avec les matières pectiques.

Je dirai :

1º avant de sélectionner des Niveas — étudiez donc les Utilis et les Niveas (voir rapport Ch. Rivière, Congrès de 1900) ;

2º la machine que vous réclamez, elle existe ;

3º quant au dégommage, inutile de le faire chercher — il est trouvé et archi trouvé depuis 15 ans, non pas par un, mais par dix procédés, tous en exploitation ;

4º quant au dégommage mécanique — vous confondez dégommage et dépelliculation et l'on ne dégomme pas mécaniquement.

On voit par cette critique la valeur exacte et des écrits de M. Hautefeuille et de ceux des prétendus experts de Sœrabaya, et je conseille à tous ceux qui voudront faire de la ramie de s'en servir pour un usage personnel et spécial répondant à leur valeur.

Remarque. — Dans mes précédents volumes j'ai fait une étude et une critique des publications. lesquelles faites les unes par des intéressés qui ne craignaient pas d'écrire toutes les inepties possibles pour faire valoir leur ours ; et du type Hautefeuille ci-dessus étudié ; les autres des « *esprits forts* » qui connaissaient la question sans jamais l'avoir étudié, et sans connaître un mot ni d'agriculture ni de filature — les brochures anglaises ont été entre toutes de ce dernier type ; aussi je signale spécialement celle traduite par Bigle de Cardo, et un article anglais qui vient d'être reproduit par le professeur italien Dolci, où les inepties existent à chaque ligne.

NOTE

Et, en effet, que peut-on dire présentement si l'on en juge par les derniers échecs, *il n'y a rien à faire* vu que la ramie pratiquée à Java, aux Indes, au Pérou, a échoué.

Alors qu'une autorité en matières textiles me disait doctoralement il y a deux ans — rien à faire avec la ramie, Favier y a mangé cinq millions !

Je me dispense donc d'étudier ici et les derniers brevets de procédés, de machines ou de dégommage — tout ce que j'en puis dire — quitte à faire dire — *il n'y a que ce fait Michotte qui est bien* — que tous les derniers brevets publiés — loin de faire comme le vin : de se bonifier en vieillissant, se détériorent plutôt, car tout est encore plus inepte que jadis.

Il faut noter en terminant que l'échec de la ramie est dû de 1889 à 1900 aux boniments de Favier et consorts et aux décisions dues à la stupidité du Jury primant les machines Favier seules : décisions qui à cette époque étaient relativement pardonnables puisque tout le monde ignorait la ramie.

Que de 1900, cette ignorance n'existait plus, il y avait mes bouquins, et il y avait eu le Congrès qui malgré ses stupidités et même à cause de cela même montraient les vrais côtés de la question.

Les décisions du Jury n'en furent pas moins stupides, plus peut-être et d'une bonne foi très relative — puisqu'on trouve pour ma machine ceci : *on n'a pas mesuré les déchets*.

Or, on les avait cherchés, mais il n'y en avait pas.

De 1900 à ce jour la faute en est à Faure qui s'entêta avec sa machine, voulant malgré tout l'imposer pour récupérer les 75.000 fr. de frais et de réclame qu'il m'a avoué avoir dépensés avant 1900 — sans s'apercevoir qu'une machine peut s'imposer sur ses concurrentes, par la réclame tout comme une marque de chocolat, à la condition qu'elle fut pratique et résolve la question ; mais que si elle ne l'est pas, on tue la question au lieu de la développer ; or, il n'avait pas besoin d'expériences pratiques pour le voir ; ses boniments au Congrès montrèrent qu'il savait où le bât le blessait.

L'exemple de la voiture électrique qu'il a pu suivre comme moi, était là — pour le lui démonter — s'il n'était pas capable de le trouver tout seul.

J'ai donné dans mes précédents volumes, la description et la critique de tous les procédés et des machines.

Cela a réussi à quelques-uns, et a évité quelques pertes d'argent, mais à côté de cela, ça a bien peu servi à d'autres qui ont voulu malgré tout monter des affaires, qui ont eu d'ailleurs, toutes le sort que je leur avait prophétisé. Parmi les inventeurs de machines l'un d'eux particulièrement, n'a-t-il pas persévéré et malgré mes dires qu'il n'a pu réfuter et malgré ses échecs successifs à continuer, sans s'apercevoir qu'il dépensait non seulement de l'argent, mais encore tuait la question.

CULTURE

CHAPITRE PREMIER

La ramie au point de vue botanique

La ramie, connue primitivement en France sous le nom d'ortie de Chine et en Angleterre sous celui de China-grass (herbe de Chine), ou de Rhea aux Indes, est une ortie vivace dont la tige est entourée d'une gaine contenant des fibres textiles laquelle, après avoir été séparée de la tige et traitée chimiquement, donne des fibres, joignant à une grande finesse une grande solidité et un aspect nacré presque aussi joli que la soie, ce qui place ces fibres au premier rang de celles actuellement connues.

Cette plante, étant de la famille des Orties, est répandue sur une grande étendue du globe.

Elle fut introduite en Europe sous le nom d'Ortie de Chine, puis Decaisne la dénomma Urtica, du nom botanique des orties, et dénomma les deux variétés connues des nom de *Nivea* et d'*Utilis*; puis ce nom d'*Urtica* fut changé en celui de *Bœhmeria*, qui lui fut donné en l'honneur du botaniste allemand Bœhmer (1), qui est spécial et désigne un genre particulier de la famille des Urticacées; puis le nom de ramie lui fut donné dans l'industrie, ce nom venant de celui porté par la plante dans les iles de la Sonde, *ramié ou ramch*; actuellement il est devenu du féminin et la généralisation du mot « la ramie » est une chose faite; les espèces *utilis* et *nivea* de Decaisne furent alors distinguées sous les noms vulgaires de ramie verte et de ramie blanche.

L'Angleterre lui a plus spécialement conservé celui de *Rhea* qu'elle porte aux Indes et a donné plus spécialement celui de *China-grass* aux fibres de la plante, provenant de l'Orient et traitées à la main par des procédés spéciaux donnant un produit différent de ceux obtenus par les autres moyens.

Ce nom de *China-grass* est généralement adopté aujourd'hui pour désigner les fibres produites par les procédés orientaux et doit être réservé pour les désigner spécialement, en appliquant celui de ramie aux fibres et de ramie brute ou de lanières de ramie aux écorces n'ayant encore subi aucun traitement.

Bœhmer, Georges-Rudolph, professeur de botanique et d'anatomie à Witembourg, née en 1723 et mort en 1803: auteur de *nombreux* ouvrages botaniques. Leipzig 1850—1860.

Le mot ramie à l'heure actuelle est aussi adopté par l'industrie anglaise.

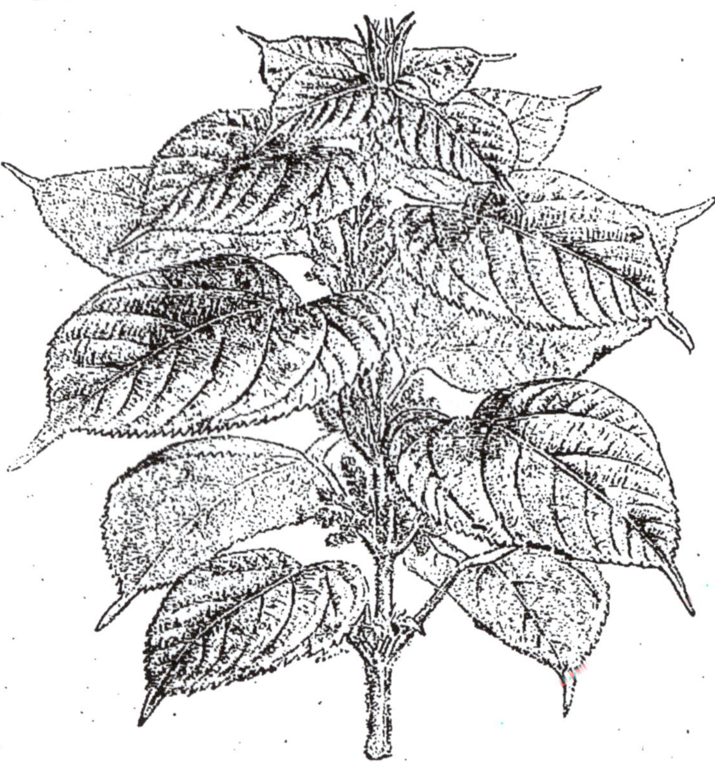

Fig. 1 — Sommet d'une tige

Nom vulgaires de la Ramie :

Indes Neerlandaises	Ramisch
Cochinchine	Cay-gaï ou gaï
Inde française	Rannie nâre
Annam	Dai
Cambodge	Thmey
Japon	Karamouchi, Mao, Akaso, No-Mao, Yalea-Mao, Groya
Indes	Rhea ou Khonkhoora
Birmanie	Goun
Chine	Pa-ma-tzé, Apoo, Tchou-Ma, Chu-Ma, Lo-ma, Ynen-Ma, Tsin-py-Ma

Bengale   Kimkhoora, Kankhura
Nepaul   Poah

B. nivea et tenacissima :

Assam   Calve. Klœi
Anglais   China grass
Birmanie   Pan
Chinois   Tojo, Karao
Célèyes   Gambe
Cochinchine   Cay-Gai, Pa-ma
Japonais   Tojo, Karao
Malais   Ramée, Rami

B. Nivea aux Philippines   Apoo
                            Amiray T.
                            Arimai ll.
                            Canton
                            Cagayan II.
                            Lapnis C.
                            Labrus
                            Labni C.
                            Pampangpangon
                            Rami sp.

Pays d'origine. — On lui attribue généralement comme lieu d'origine Java ou le Laos.

Elle est certainement originaire de l'Orient ; car elle était connue. cultivée et employée au Japon, en Chine et à Java très longtemps avant qu'elle ne fût connue en Europe ; c'est, d'ailleurs. dans ces contrées que l'on a été chercher les graines qui ont permis de la répandre dans les autres continents.

On la trouve également dans toute l'Asie, aux Indes, en Indo-Chine. au Cambodge, au Tonkin.

Pays d'importation. — La beauté des tissus fabriqués avec l'ortie de Chine appela l'attention sur cette plante ; on croit qu'elle existait déjà en Europe dès 1733, importée dans les jardins botaniques, par les Hollandais, comme plante d'ornement, car on en ignorait les propriétés textiles.

Ce n'est que vers 1808, à la suite de la réception en Hollande de fibres provenant de Sumatra que l'on commença à faire des essais de culture au point de vue industriel.

Nous trouvons des essais faits en Toscane en 1809, d'après les conseils de Bartholomé de Sienne.

En France, en 1815, à Montpellier, chez Farel, filateur.

Puis en 1836 et 1837 des envois de graines ayant été faits par Hébert, par Gaudichaut, des essais de culture furent faits en France et en Algérie.

Mais ce ne fut qu'en 1845 que l'attention fut appelée d'une façon particulière sur cette plante par le mémoire que publia Decaisne.

En 1850, nous la trouvons au Jardin botanique de Munich.

En 1852, des envois de plants furent faits à Alger, à Biskra et au Gabon.

En 1860 on la trouve en Belgique dans le jardin des Frères Joséphistes de Gand et à Melle chez Bernardin.

En 1867 elle est introduite au Mexique et aux Etats-Unis, par Don Beneto Roelz de Santa-Comossan et par Godeaux, consul de France.

De 1856 à 1869, des essais nombreux étaient faits par les soins de la Société impériale d'Acclimatation de Paris, particulièrement en 1868 où 10.000 plants provenant d'Amérique furent distribués en France et en Algérie.

En 1870, elle est introduite en Egypte par S. A. Nubar-Pacha.

Depuis cette époque elle fut répandue dans toute l'Amérique et dans nos colonies.

Comme on peut le voir par ce rapide exposé l'Angleterre et la Hollande ont été les premières à faire connaître les fibres, mais c'est à la France que l'on doit sa diffusion en Amérique et en Afrique.

L'un des principaux propagateurs, le premier sans contredit fût Ramon de la Sagra, qui la propagea en France, en Amérique et en Afrique.

Puis vinrent après, en France C. Decaisne, le comte de Malartic, la *Gazette des Campagnes*, Landtsherr, le capitaine A. Favier, Jean de Brey, Dalloz, directeur du *Moniteur*, Louis Hervé, directeur de P.-A. Favier, directeur de la Société «La Ramie française», Frémy, professeur du Muséum, Urbain et Alfroy, chimistes au laboratoire des Hautes-Etudes, E. Etienne, député, Royer, Bertin, etc. Ch. Rivière et Cuignet en Algérie puis depuis 1899 votre serviteur.

En Angleterre, Brodgen-Casper, Forbes-Waston.

En Italie, le Dr. Carlos Ohlsen, et Goncet de Mas.

En Portugal, le roi Don Luiz.

Au Mexique, le général Carlos Pacheco, Ministre de l'Agriculture.

Au Vénézuela, les présidents Guzman Blanco et Paul Rochas.

Etude botanique de la ramie

La Ramie est de la famille des Urticées (1), laquelle renferme les plantes, herbes-arbustes ou arbres dont le type est l'*Urtica* ou ortie, plante qui accompagne l'homme dans tous les points où il s'établit et dont on rencontre au Nord, les types *Urtica urens*, *dioïca*, et au Midi, l'*Urtica pilulifera*, *membranacca*, lesquels sont munis de poils raides et piquants appelés poils urticants.

Les caractères généraux de la famille des Urticées sont les suivants :

Feuilles entières ou dentelées, alternes ou opposées munies de petite stipules non soudées avec le pétiole, fleurs petites verdâtres, disposées englomérules axillaires ou en grappes quelquefois disposées sur un réceptable charnu, polygames ou unisexuées, les mâles

____

(1) Les Urticées sont classées avec les Canabinées, auxquelles appartien le Chanvre, parmi les Urticacées.

à périanthe à 4—5 séparés, étamines en même nombre que les sépales, à filets courbes irritables se détendant avec élasticité pour projeter le pollen, les feuilles à périanthe libre, à 2—4 sépales souvent soudés entre eux en un tube ventru, ovaire libre à un seul style sublatéral, à une seule loge monosperme, indéhiscent (akène), non ou renfermé dans le périanthe accrescent, graine à périsperme entourant un embryon à radicule opposée au hile.

Les genres principaux de cette famille sont les suivants :

Ortie	*Urtica*	Pouzolsia	*Pouzolsia*
Urena	*Urena*	Pipturus	*Pipturus*
Laportea	*Laportea*	Pariétaire	*Pariétaria*
Pilea	*Pilea*	Helxine	*Helxine*
Elastostema	*Elastostema*	Forskohlea	*Forskohlea*
Bœhmeria	*Bœhmeria*		

La ramie rangée primitivement dans le genre *Urtica* appartient actuellement au genre *Bœhmeria* ; la distinction entre ces deux genres est que le genre *Bœhmeria* ne porte pas les poils urticants qui caractérisent le genre *Urtica*.

Le genre *Bœhmeria* est le type de la tribu des *Bœhmériées* (2) qui renferme la plus importante série de plantes ligneuses.

Les caractères botaniques de ce genre sont les suivants :

Feuilles alternes ou opposées, toujours dentelées et parfois inéquilatérales, stipules axillaires, fleurs monoïques ou dioïques en glomerules, le plus souvent axillaires ou en épi, fleurs étaminées ou mâles ou anthéridées de 4 à 5 étamines, périgone tubuleux, ordinairement comprimé ou ventru, libre ou plus ou moins adhérent, marcescent, stigmate filiforme continu avec le sommet de l'ovaire et persistant (Baillon).

Les espèces connues de ce genre sont nombreuses on trouve dans la Monographie des Urticées de Weddell 37 espèces décrites et une liste de soixante variétés simplement cataloguées ; celles décrites sont les suivantes :

A) FOLIA ALTERNA HETEROMORPHA

Bœhmeria	Ramiflora	Antilles
—	Cuspidata	Mexique
—	Fallax	Pérou
—	Ulmifolia	Mexique
—	Celtidifolia	Amérique équatoriale
—	Aspera	Nouvelle-Grenade

---

(2) Bœhmeriées (Bœhmeriae Weddell), série des Urticacées, plantes inermes à feuilles opposées ou alternes, périanthe femelle de longueur variable, libre ou adhérent à l'ovaire,

Elles renferment 16 genres : Bœhmeria Jacq., — Pouzolsia Gaud — Mémorialis Ham — Sarcochlamys Gaud — Pakilespernum Zipp — Laurea Gaud — Cypholaplius Wedd — Touchardia Gaud — Debregiasia Gaud — Pipturus Wedd — Maoutia Wedd — Myriocarpa Benkt — Rhénan Wedd — Lenkasyke Zoll et Mar.

Bœhmeria	Diversifolia	Pérou
—	Heterophylla	Philippines
—	Excelsa	

B) FOLIA ALTERNA SUBISOMORPHA

SAEPIUS AUTEM IN NODIS PROXIMIS INAEQUIMAGNA

Bœhmeria	Brevirostris	Pérou
—	Pavonk	Pérou
—	Rhynchuphylla	Vénézuela, province de Caracas.
..	Malabarica	Java, Himalaya, Zélande
—	Diffusa	Indes Orientales (Népaul)
—	Australis	Norfolk
—	Hirta	Pérou
—	Parvifolia	Java
—	Caudata	Mexique, Pérou, Antilles, Bolivie et Brésil, République Argentine
—	Cylindrica	Pérou, Jamaique, Brésil, Antilles, Martinique.
—	Platyphylla	Asie, Japon, Java, Tahiti, Madagascar, Zélande.
—	Polystachya	Népaul (Indes).
—	Hamiltomiana	Indes Orientales.
—	Zolligeriana	Java.
—	Densiflora	Chine (Tché-Kiang).
—	Biloba	Assam.
—	Stipularis	Madagascar, Bourbon, Iles Sandwisch.
—	Macrothacha	Amboïne (Indes).
—	Rugulosa	Indes (Népaul)
—	Bullata	Régions tempérées.
—	Nivéa	Asie, Bornéo, Java.
—	Subperforata	Indes Orientales.
—	Népalensis	Népaul.
—	Fructescens	Japon.
—	Rigida	Sierra-Leone.
—	Mollicoma	Java
—	Rudiflora	Venezuela.
—	Ganatsi-itsigo	Japon.

Une liste de variétés spéciales des précédentes renferme soixante noms parmi lesquels on remarque :

La B. *Argenta* ; la B. *Çandicans* ; B. *Javanica* ; B. *Salicifolia* ; B. *Sanguinea* ; B. *Urticae folia* ; B. *Pilosa* ; B. *Interrupta*, que l'on trouvera indiquées en différents points de cet ouvrage.

BOËHMERIA

B. DIVERSIFOLIA

B. caudata. — Iles de la Sonde, Brésil : Assa-pence, Assa-peixe croît en abondance dans le Nord où elle couvre des régions étendues ; atteint 2 mètres, très rustique, peu exigeante pour la nature du sol, la quantité de pluie, la fumure et les soins.

Les feuilles fraîches donnent une huile essentielle.

B. *goglado* B. *interrupta*	} Indes	Indes : Vidou-pigiki ponkon
B. *lamifolia*		Batavia : Yammun
B. *salicifolia* B. *sanguinea*	} Indes	Batavia : Klepirut limbit
B. *palmata* B *slyvatrica*	} Indes	Batavia : Nanjsi
B. *puya* B. *stipularis*	} Indes	Réunion : Grosse ortie, Bois de source n ir

Arbuste rameux de 3—4 m., feuilles grandes 15—18 cm. sur 25—30 centimètres de large, ovales, cordées, poilues, aiguës, stipules larges, concrescents, interpétiolaires.

B. *platyphylla*.

> Réunion, Tahiti : *Vourôa*.
> Indes : *Kankjura*.
> Marquises : *Anakaoko*.
> Japon : *Kuockozo*.
> Sumatra.

B. *stipularis Wedd*.

Arbuste rameux de 3 à 4 m. Feuilles larges (15 à 18 cm. sur 25 à 30 cm.), ovales, cordées, glabriuscules, ou discrètement poilues, aiguës, stipules larges, concrescentes, interpériolaires.

Rameaux grêles, subquadrangulaires, sillonnés, pubérales, plus tard glabdescents. Feuilles ovales, oblongues, opposées, très inégales dans une même pousse, arrondies à la base, acenminée au sommet, trois nerves, longs pétioles grêles ; grossièrement dentées, munies supérieurement de poils rudes, très courts, clairsemés ; glabres, en-dessous (nervures seules finement villeuses), long. 8—16 cm., pétioles 2—4 cm. Epis simples grêles, plus longs que les feuilles, pubérules stipules libres, longues, linéaires pubérules.

Var. *molliscala* B. *masuriensis* Bl. Arbuste rameaux subquadrangulaires, pubescents ou hispides, sillonnés au sommet. Feuilles opposées, inégales, à longs pétioles, ovales, oblongues, arrondies ou atténuées, à la base, plus ou moins longuement acuminées au sommet, grossièrement dentelées, gaufrées et avec poils courts, clairsemés au-dessus, veloutées en-dessous, long. 8—20 cm., 4—10 cm. stipules libres, étroites, linéaires, pubescentes ou hispides. Epis femelles simples, velus, plus longs que les feuilles.; glomérules petits rapprochés.

Dans la variété *hirta*, le dessous de la feuille est poilu et non velouté. B. *macrophylla Don*. Feuilles longues, lancéolées, 3 nervures. (Originaire d'Asie.)

B. *Weddchiana*. — Philippines : Ngalug.

B. *repens*. — Philippines.

Herbe trainante, très petite à fleurs rouges commune aux environs des villes.

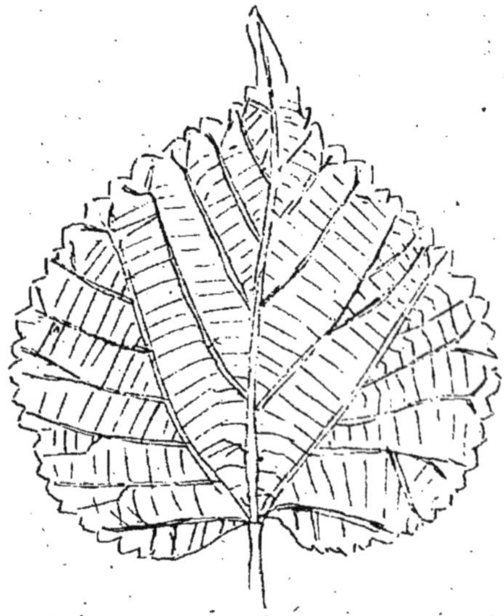

Fig. 2 — Feuille de la **B**. Utilis

CARACTÈRES SPÉCIAUX DE LA «BŒHMERIA NIVEA» (1)

B. *dioïca :* foliis amplis, alternis, isomorphis, aequilateralibus, late ovatis vel elliptico-rotundatis, acuminatis, basi cordatis saopiusque juxta petiolum breviter cuncatis, rarius basi attenuatis truncatisve. crenato-serratis (dentibus nervulatis) planis, supra hispidis, subtus (nervis exceptis) niveotomentosis; stipulis liberis glomerulis laxe paniculatis; perigonio fructifero elliptico aut oblongo, compressa pilassi.

(I) Monographie de la famille des Urticées Weddell (Paris, 1866).

Urtica nivea Linn. Hort. Cliff. 441 ; Jacq. Hort. Vendob. 166. —
U. Candicans Burm. Fl. Ind. 297. — *Urt. tenacissima* Roxb. Fl. Ind.
III, 590 ; Wight. Jean pl. Ind. II, 688. — *U. Candicans?* Bl. Brydr. 503.
U. Utilis horto Ramium majus Rumph. Hort. Amb. V. 214, t. 79. —
Bœhmeria nivea Hook et Arn. (Bot. Voy. Boech), 214 ; Hook. Journ. of
Bot., ann. 1851, t. 8. — Mey., Pl. Jungh. 33. — *B. Utilis* Bl. Indische By.
ann. 1853 n° 4. — *Procris nivea* Gaudich. Bot. Voy. Uran 499.

Cæspitosa ; caulibus metralibus, annuis, simplicibus, crassitudine
pennae olorinae aut gracilioribus, obtuse angulatis, superne molliter
hirtis, inferne grabratis, nodis magis minusve distantibus. Folia pa-
tula, 6—30 cm. longa, 4½—18 cm. lata, sensim vel subabrupte acuminata (acumine ut plurimum lineari et acuto). Dentibus soepius utro-

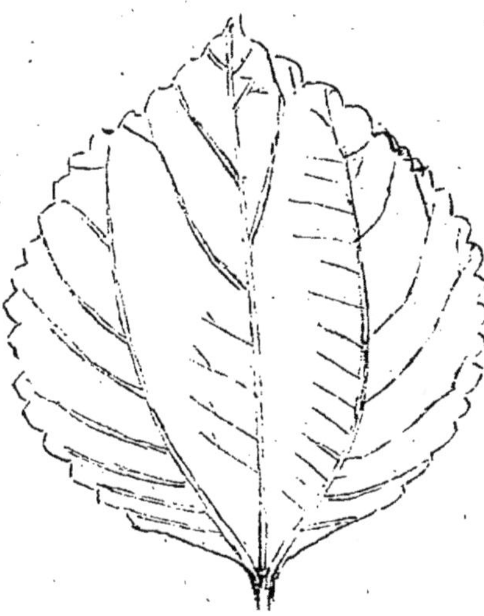

Fig. 3 — Feuille de la B. Nivea

que margine convexis, in dimidia parte superiore limbi majoribus,
in ejusdem basi sensim imminutis ac juxta petiolum plerumque nullis,
nervis basilaribus ad quartam partem superiorem limbi excurrentibus
et in margine desinentibus, subtus sicut costa hirsutis, lamina exsic-
cata membranacea ; petiola longitudine maxime variabili, limbo inter-
dum sub aequilongo, ut vulgo fere dimidio breviore, magis minusve
hissuto. Stipulae liberae, lanceolatae, tubulato acuminatae, 8-12 m/m ci-
liatae, nervo dorsali pilosae. *Paniculae* in singulis axillis solitariae vel
germinatae, amplitudine quam maxime variantes. modo petiolis leviores,
modo limbum ipsum superantes. pedunculo brevi vel longisculo suf-
fultae ramoisissimae, pedunculo ramulisque. gracillimis hirtis ; glomerulis masculis… ; femineis discretis initio semen sinapinum et mox

cannabinum magnitudine aemulantibus aut paulo superantibus. *Florum* sensilium perigonio elliptico (stylo hinc villoso illinc sparsim piloso subaequilongo), pilis rigidis undique hirtis, ore parum ampliato, dentato; *perigonio fructifero* angustissime marginato, pilis superioribus dentisfere occultantobus; achoenio nunc discreto, nunc contra cum perigonio acrete cohaerente.

DESCRIPTION DE LA PLANTE

La ramie atteint, suivant les espaces et les lieux de culture si on la laisse croître, des hauteurs variant de 1 m. 50 jusqu'à 7 m.; la tige atteint généralement sa maturité lorsqu'elle a de 1 m. 30 à 1 m. 50 sous les climats tempérés et 1 m. 80 à 2 m. 50 sous les Tropiques.

Dimensions et poids de différentes tiges.

Espèce	Lieu de production	Hauteur	Diamètre à la base	Poids sec	Poids vert
			m/m	Gr.	Gr.
Niveá	Montpellier	1.20	10	6,6	53
—	Tizac	1.10	6	5,6	26
—	Colonies	1.80	12	40	200
—	Pondichéry	2.65	20 à 23	—	—
Tiges moyennes	Algérie	1.60 à 1.80	8 à 10	17	165
— maximum	—	2.20	10 à 12	31	310
— moyennes	Muséum de Paris	1.60	10	—	150
— maximum	—	2.00	18 à 20	—	230
	Genevilliers	1.30	8	—	85

La tige est droite et élancée, de couleur rouge lorsqu'elle est sèche, elle n'a ni poils urticants, ni duvet; sa base a de 1 à 2 centimètres, mais en la cultivant spécialement on peut dans les colonies obtenir des diamètres de plusieurs centimètres, et la transformer en arbuste.

Le nombre de tiges par pied varie énormément; de la ramie de 2 ans semée au Muséum de Paris n'a donné que 3 ou 4 tiges par pied et 3 ou 4 jets; tandis qu'en Algérie j'ai constaté dans les mêmes conditions de 8 à 10 tiges avec 80 jets à la base.

Cette plante est vivace et produit de nouveaux jets lorsqu'on la coupes, un pied peut durer plusieurs années et donner lieu à des nombres de 1 à 8 suivant les contrées, la variété cultivée et la quantité d'eau.

Les feuilles sont ovales, arrondies, vert sombres, blanches en dessous, assez grandes, à limbe denté, alternes ou opposées, pétiolées et pourvues de stipules libres ou soudés, crénelées et parsemées de cystolithes punctiformes peu visibles. (Fig. 2 et 3.)

La plante est monoïque mais les fleurs sont unisexuées, réunies en glomellules à l'aisselle des feuilles ; les fleurs mâles, analogues à

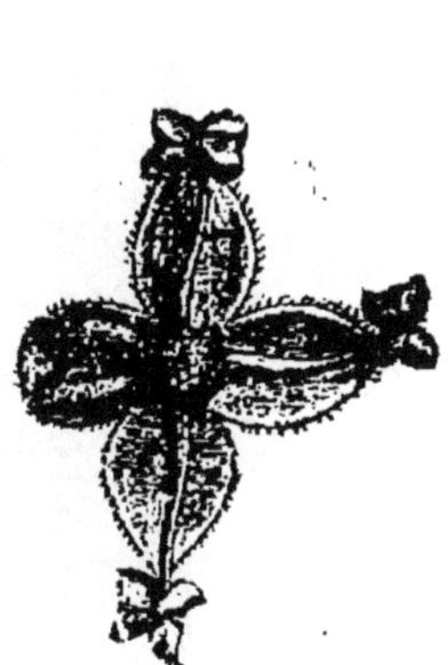

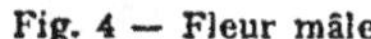

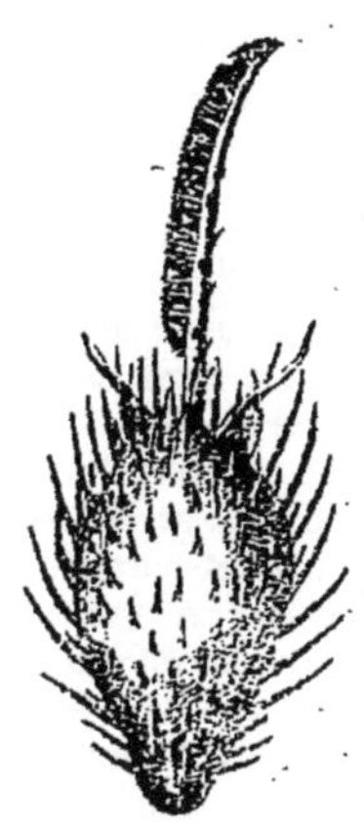

Fig. 4 — Fleur mâle   Fig 5 — Ovaire et stigmate

celles des orties avec le périanthe valvaire à 4 divisions plus ou moins profondes avec un même nombre d'étamines superposées aux divisions

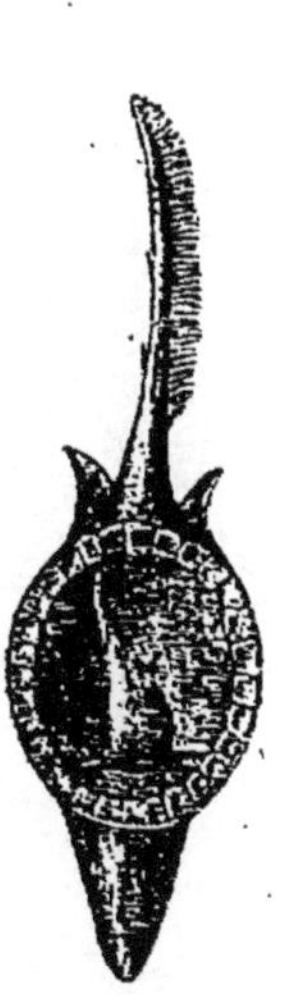

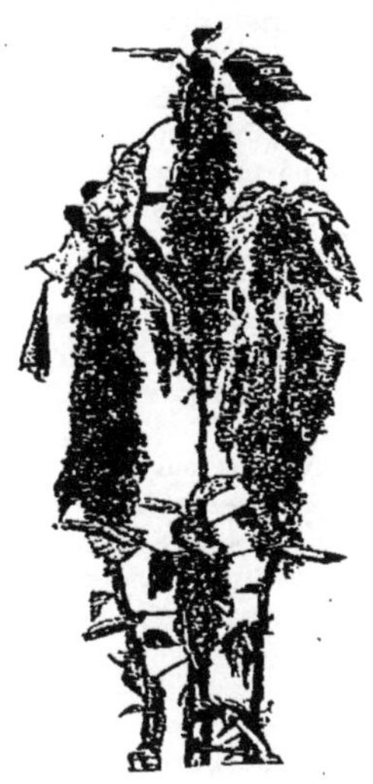

Fig. 6 — Coupe de l'ovaire et ovule   Fig. 7 — Inflorence

du calice et insérées sur l'appareil femelle (gynécée), lequel occupe le milieu de la fleur. (Fig. 4.)

3

Dans le bouton, le filet est involuté et enroulé autour de l'anthère dont la face est appliquée dans la concavité du sépale correspondant. Lors de l'épanouissement, il devient brusquement, il devient brusquement rectiligne, les loges de l'anthère s'ouvrent et lancent le pollen.

Dans les fleurs femelles, le périanthe est en forme de sac rétréci vers l'orifice supérieur et découpé en 2, 3 ou 4 dents. L'appareil femelle est également analogue à celui des orties ; l'ovaire est placé dans le sac formé par le calice ; il est en forme d'olive et ne renferme qu'un ovule droit (disposition remarquable) ; il se termine en un style recourbé filiforme, velu d'un seul côté et persistant. (Fig. 5 et 6.)

Le fruit est un akène d'une seule graine et entouré d'une enveloppe persistante.

La graine est excessivement fine ; 1 kilo en contient de 13 à 14 millions.

D'après Rivière ces cultures de *B. nivea* duraient depuis 40 ans à Alger, cela fait actuellement près de 60 ans.

STRUCTURE DE LA TIGE

La tige est analogue à celle des autres *Dicotylédonées*, mais elle en diffère par l'organisation spéciale des fibres corticales. Ses dimensions sont variables suivant ses provenances.

Si l'on coupe une tige de ramie parfaitement mûre, on la trouve composée de la façon suivante :

1º D'un cylindre intérieur formé par le bois et contenant la moelle ; au moment de la maturité cette moelle se résorbe et la tige se creuse. — 2º D'une gaine fibreuse composée de trois couches.

La première extérieurement est composée elle-même de trois assises de cellules. (Fig. 9.)

La première, est une seule assise recouvrant la tige et constitue l'épiderme, lequel est souvent renfermé par plusieurs autres assises de liège. (Fig. 10.)

La deuxième est formée par de 5 à 10 assises de cellules allongées suivant l'axe de la tige et possédant des membranes *fortement épaisses* ; ce tissu est désigné sous le nom de collenchyme.

La troisième, de plusieurs assises de membranes minces touchant la couche de fibres : ces cellules renferment parfois de l'oxalate de chaux.

Fig. 8 — Tige de ramie.

La couche moyenne dont l'épaisseur est environ le tiers de la gaine est formée par des fibres allongées parallèles à la tige, isolées ou réunies par groupes de 2 ou 3 et dont l'ensemble est réuni par un tissu de cellules à membranes minces ; ces fibres constituent les fibres utilisables, elles ne forment pas une gaine compacte.

La dernière couche est le liber caractérisé par des faisceaux de tubes parallèles et placés parallèlement à la tige, réunis bout à bout mais séparés les uns des autres par des cloisons transversales criblées de petits trous et englobées dans un parenchyme mou.

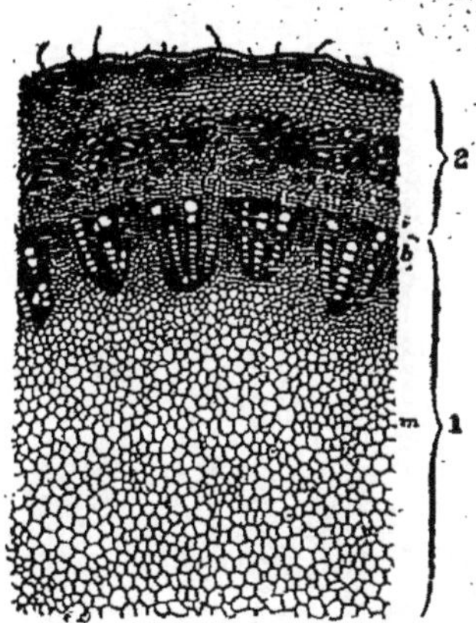

Fig. 9 — Fragment grossi de la section transversale d'une tige

Ces tubes ne constituent pas des fibres ; traités, ils forment des paquets et donnent des étoupes. (Fig. 11 et 12.)

COMPOSITION DE LA RAMIE

Si l'on considère la composition de la ramie au point de vue des éléments botaniques, un pied de ramie est, d'après le Dr Joulie, composé de la façon suivante :

$$\text{Pied entier : 3 K. 536} \begin{cases} \text{Racines} & . & 1,855 \\ \text{Tiges} & . \ . & 0,899 \\ \text{Feuilles} & . & 0,781 \end{cases} \ \ 1 \text{ K. } 680$$

Si l'on ne considère que la partie hors terre, qui seule est utilisée par l'Agriculture, on voit que sur 1 kg. 680 il y a 0 kg. 781 de feuilles, ce qui donne 0 kg. 465 par kilo ; on admet en chiffres ronds 45 %.

Les expériences que j'ai exécutées en Algérie m'ont donné des résultats un peu différents. Je n'ai trouvé au Jardin d'essais d'Alger, sur des tiges vertes venant d'être coupées, pesant 310 grammes que 95 grammes de feuilles, soit 31 % ; sur des tiges en culture courante, j'ai constaté le chiffre de 33 % ; des tiges cultivées au Muséum m'ont donné 22 %.

Ces chiffres sont, d'ailleurs, essentiellement variables ; ils dépendent de la grosseur des tiges, de leur état de maturité et de siccité, du moment auquel on fait la coupe, du terrain, du climat, du mode de plantation. Toutes ces circonstances font varier ce chiffre de 20 à 45 %.

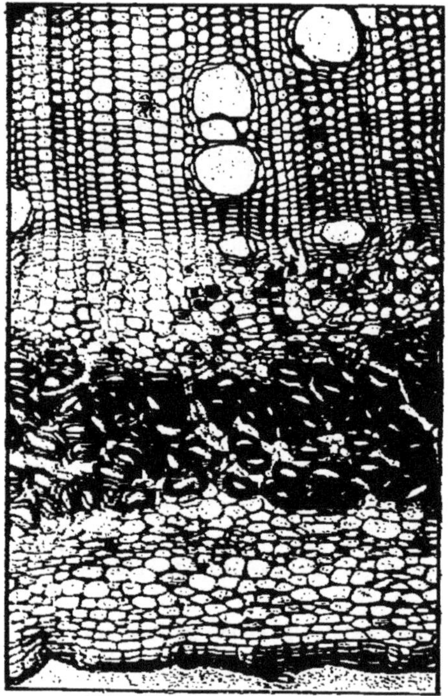

Fig. 10 — Partie extérieure grossie

Composition chimique. — Les analyses suivantes ont été indiquées :

Carbone	47,28
Hydrogène	6,26
Azote	0,09
Oxygène	42,23
Cendre	4,14
	100 parties.

D'après le Dr Pichard, 1 kilo de tiges séchées à 100° renferme :

Matières organiques carburées hydrogénées 920 Grs.
Azote . . . . 10 —
Potasse . . . . 25 } . . . 25 —
Soude . . . . traces }
Acide phosphorique . . . . 7,9 —
Chlore . . . . 2,4 —

Le Professeur Hilgrand de la station d'essais de Californie (Etats-Unis) en donne l'analyse suivante :

	Feuilles	Tiges	Ecorce	Plantes entières
Kilogrs.	9522	16245	6162	31930
Potasse	76,31	174,71	31,2	282,22
Soude	10,07	37,67	8,42	56,16
Chaux	634,94	80,38	21,44	736,76
Magnésie	128,33	48,92	11,21	188,46
Oxyde de manganèse	2,15	1,62	0,22	3,10
Aluminate de fer	43,15	13,62	0,80	57,60
Acide phosphorique	86,39	75,84	12,16	174,38
Acide sulfurique	34,56	16,27	3,55	54,39
Silice	775,84	7,91	5,02	788,76
Chlore	46,55	2,80	8,72	58,07
Cendres	1838,31	459,74	102,75	2389,11
Azote	230,83	118,55	64,68	414,06

Acide carbonique . . . . 15,5 gr.
Chaux . . . . 9,5 „
Silice . . . . 2 „
Magnésie . . . . 2,2 „
Acide sulfurique . . . . . . 1,8 „
Oxyde de fer . . . . 3,4 „

L'analyse des cendres donne les résultats suivants :

Potasse 32,37
Soude 16,39
Chaux 8,40
Magnésie 5,39
Peroxyde de fer . . . . »
Chlorure de sodium 9,13
Acide phosphorique 9,61
Acide sulfurique 3,11
Acide carbonique 8,90
Acide silicique 6,60

99,90

Les différents éléments sont composés de la façon suivante par 1 kilo de chaque matière séchée :

	Racines	Tiges	Feuilles	Tiges et feuilles	Pied entier
Azote	7,26	10,32	34,02	21,34	13,91
Potasse	12,59	20,59	28,18	24,11	18,02
Soude	4,18	1,36	3,11	2,12	3,19
Acide phosphorique	3,45	2,73	5,40	3,97	3,69
Chaux	25,71	17,84	110,12	60,73	42,24
Silice	21,64	15,13	98,14	53,71	36,78
Magnésie	7,48	5,74	9,42	7,45	7,45
Acide sulfurique . .	2,78	2,22	7,58	4,71	3,69
Oxyde de fer . . .	1,84	1,88	4,46	2,81	2,29

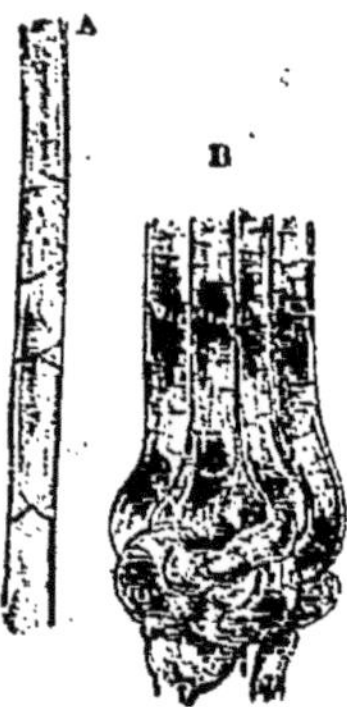

Fig. 11 et 12 — A Fibre. B. Tube cuble

Analyse chimique de la lanière

Dr. Hugo Muller a trouvé comme résultats de ses expériences :

	Chinagrass	Rhéa
Cendres	2,87	5,63
Eau	9,05	10,15
Extrait aqueux	6,47	10,34
Graisse et cire	0,21	0,59
Cellulose	78,07	66,22
Substances intercellulaires et corps pectiques	6,10	12,70

La différence de résultats de ces deux analyses s'explique par l'état des matières soumises ; la première du chinagrass à demi dégommé, dans la seconde de la rhéa c'est-à-dire de la matière brute, qui doit par conséquent contenir moins de cellulose à poids égal que le chinagrass et beaucoup plus de cendres, de corps pectiques et d'extraits aqueux.

Ces deux matières dégommées auraient donné à l'analyse la même composition à des différences insignifiantes près.

Dans ces expériences, la quantité d'eau n'est nullement indiquée, chose cependant essentielle à connaître pour déterminer les rendements en tiges ou en fourrages secs.

Les expériences auxquelles je me suis livré en Algérie m'ont donné les résultats suivants :

Tiges vertes mûres longueur : 1 m 60. Poids moyen : 165 gr.

Volume, feuilles comprises : 1 d.c. 4.

Feuilles : 33 %
Rendement en lanières humides, tiges . . . . { Effeuillées : 30 % — Non effeuillées : 20 %
Rendement en lanières sèches, tiges . . . . { Effeuillées : 6 % — Non effeuillées : 3,8 %

Tiges de 2,30 m. de long, dont la maturité a été dépassée d'une dizaine de jours ; poids moyen : 310 gr. ; quantité de feuilles : 31%. (Jardin du Hamma à Alger.)

Les chiffres ci-dessus sont des résultats particuliers ; ils peuvent différer dans des limites relativement assez grandes ; j'ai constaté que des tiges sèches de 10 à 12 m/m. de diamètre, ne rendaient que 22% de filasse sèche, tandis que de petites tiges, courtes et minces, rendaient 33%. ; cela donnerait donc, en opérant sur des tiges vertes, une différence de 1,1%.

Quantité de	Rendement des Tiges		
	Vertes non effeuillées	Vertes effeuillées	Sèches
	%	%	%
Feuilles vertes	30 à 45	—	
Tiges sèches	10	20	
Lanières vertes	10 à 15	20 à 30	22 à 33
— sèches	2,5 à 3,5	5 à 7	moyenne 25
Filasse blanchie	1,25 à 2	2,5 à 3,5	12 à 15

Les lanières de ramie laissent 7.75% de cendres décomposées comme suit :

Analyse V. Urbain

Potasse	9 61
Soude	4,02
Chaux	39,80
Oxyde de fer	1,7
Magnésie	12.7
Acide phosphorique	1,4
Silice	11 2
Acide carbonique	15,47
	100.—

La tige contient 0,26% d'azote

Les lanières . 0,44%

La ramie a été donnée comme insecticide et sa plantation protégerait les cotonniers, et les vignes des *Lépidoptères* — vu le tanin contenu dans son écorce.

Vitalité de la graine. Cette vitalité est très grande, car le hasard m'a conduit à l'expérience suivante. J'avais reçu en 1890 ou 91 un kilo de graines, elles furent placées dans une armoire. Je les retrouve en 1912 et je les mêle à la terre d'un pot de fleur placé sur mon balcon où il passe l'hiver ; au printemps suivant apparaît un petit tapis vert : très étonné j'examine, c'était mes graines germées après 22 ans.

Insectes parasites de la ramie

d'après M. *Rivière.*

Jusqu'à ce jour on n'a pas signalé de parasitisme sur la ramie, c'est pourtant une plante, une culture plutôt, qui s'y prêterait. En effet, on sait que cette Urticacée économique pousse en touffes serrées, en vastes surfaces homogènes comme un beau champ de céréales et que l'air et la lumière circulent peu entre ses tiges très fortement feuillées. D'autre part, en culture intensive, l'humidité est active dans une plantation puisque de copieuses irrigations sont nécessaires, indispensables mêmes pour apurer et entretenir une bonne végétation. Ce sont pourtant là des conditions ordinairement favorables au développement des affections parasitaires, insectes et cryptogames.

Or, il faut s'empresser de le reconnaître, aucune altération préoccupante ne paraît avoir encore été constatée sur ces plantes ; cependant on a remarqué, au Jardin d'essai d'Alger, que des insectes vivant sur des Urticacées indigènes s'attaquaient aussi à des Urticacées exotiques, à la ramie, notamment, dont la culture intéresse vivement le monde colonial.

La détermination et les mœurs de ces insectes méritent d'être précisées : c'est pourquoi j'ai cru devoir prier M. Bouvier, de l'Institut, de présenter à la Société Nationale d'Horticulture de France mes quelques observations sur ce sujet.

Hypena lividalis. — Hübner — Noctuelles. — Cette espèce qui par ses caractères extérieurs a une grande ressemblance avec les Pyralides, est commune dans l'Europe méridionale, dans l'Asie Mineure, aux Canaries, on la trouve aussi en Algérie et dans tout le nord de l'Afrique.

Jusqu'à ce jour on ne connaissait la chenille d'*Hypena lividalis* que sur la Pariétaire, *Parietaria officinalis*, mais je l'ai découverte exerçant ses ravages sur des urticacées exotiques, *Urtica tenacissima* et *Urtica nivea (Boehmeria).*

Les feuilles sont percées de nombreux petits trous, surtout dans le jeune âge. Les feuilles plus tendres de l'*Urtica tenacissima* sont principalement atteintes ; mais celles de l'*Urtica nivea*, plus coriaces et à revêtement tomenteux sont moins attaquées.

La petite chenille, invisible le jour, ne ronge que la nuit, et c'est à la lumière d'une lanterne à réflecteur que l'on peut brusquement la surprendre : à ce moment elle se laisse choir suspendue à un fil.

En 1900, des chenilles nombreuses ont attaqué nos jeunes plantations de ramie pendant l'été. En 1901, les atteintes ont été à peu près nulles, mais elles ont reparu nombreuses pendant la fin de l'été 1902. Aucune indication sur le traitement, l'insecte étant invisible pendant le jour ; les irrigations répétées paraissent avoir été sans effet.

On remarquait, aux environs de la plantation de ramie des Urticacées spontanées, présentant des altérations de même nature, mais on n'a pas saisi l'insecte sur le fait.

Les feuilles de l'*Urtica membranacea*, espèce peu urticante, étaient atteintes, par contre celles du grand *Urtica pilulifera*, très urticant, était indemnes.

Vanessa atalanda. -- Lin. — La chenille de ce grand papillon est connue pour vivre sur les *Urtica dioïca* et *urens*.

Nous la retrouvons rongeant le bord des feuilles de la ramie *Urtica nivea* et *tenacissima*, mais principalement celles, moins coriaces, de cette dernière, auxquelles elle fait de larges échancrures.

La lutte contre cette *Vanessa* est plus facile que pour l'*Hypena lividalis*, en ce sens que les cocons, faits dans les feuilles enroulées aux parties supérieures des tiges, décèlent facilement la présence de l'insecte : c'est au moment où ce caractère apparaît que le ramassage des feuilles habitées arrêt pour longtemps les progrès de l'invasion.

En résumé les dégâts de la *Vanessa atalanda*, constatés en 1899 au Jardin d'Essai, ont été fortement atténués les années suivantes et sont peu apparentes en 1902. D'ailleurs, ce grand papillon, moins commun qu'en France, est presque introuvable certaines années. Cependant, une espèce voisine *Vanessa cardin* Linné, qui vit sur les chardons, a été très abondante dans le courant du printemps dernier et ses papillons, ordinairement nocturnes, voltigeaient par bandes en plein jour.

Les grands lépidoptères sont rares en Algérie, par contre les nombreux microlépidoptères y sont malheureusement trop nombreux pour l'Agriculture.

D'autre part il m'a été signalé : en Guinée les termites qui rongent les tiges.

A la Réunion, l'on a découvert deux mollusques gastéropodes, l'un l'escargot des vignes, ou hélice vigneronne, l'autre l'escargot vulgaire, qui mangent les jeunes pousses.

En Cochinchine, l'on signale les *maï* ou poux de bois ou fourmis blanches qui attaquent les racines et les *con-sam* ou chenilles qui apparaissent vers le neuvième mois et mangent les feuilles.

Le soleil est signalé comme le grand ennemi, car il ferait périr des plantations entières.

CHAPITRE II

ETUDE DE LA CULTURE

ASIE

Iles de la Sonde — Java — Sumatra

La ramie semble être originaire de ces îles ; depuis une époque très reculée, elle est utilisée par les indigènes pour leurs filets de pêche, lesquels sont, avec cette fibre, plus résistants, que ceux faits avec d'autres.

Deux notes, l'une du botaniste hollandais Blanc, l'autre d'Harmand, Consul de France nous ont donné divers renseignements.

La plante cultivée serait la *B. Nivea*, elle croît en terrains fertiles à l'ombre et abritée des vents ; les terrains propres à la culture du café ont été utilisés ainsi que ceux à riz.

L'on a constaté quatre coupes annuelles et même en deux ans, le rendement a été de 50.000 kilos de tiges effeuillées et étêtées donnant 1235 kilos de lanières sèches, soit par an 5.000 kilos.

L'extraction par les indigènes est faite annuellement par des procédés identiques à ceux des Chinois.

Sumatra. — La culture est faite dans les hautes régions du Dalembrwy au Sud-Est, on y rencontre les deux variétés l'*U. utilis* appelée *Goni* et *U. Nivea* ou *Kloéi*, la première est la plus cultivée, elle atteint de 1 m. 80 à 2 m. 50 ; la seconde 1 m. 50 à 1 m. 80.

La culture est faite par petites plantations dans des terrains situés à l'altitude de 3.000 mètres et dont le sol est gras, ou dans de la terre végétale noire appelée vieux bois de bambou ou entre des rochers.

Java. — Dans cette île des tentatives d'exploitation furent faites. En 1899, il s'est monté dans les Indes Néerlandaises une société dénommée *The Straits Settlements et Sumatra Remie Syndicat*, son siège était à Soemkeringrobjon, district de Ngrambé ; elle était montée par les Maisons Peski & Cie de Rotterdam et John Little & Co de Glasgow.

La société planta durant deux ans et dépensa 200.000 fr. de machines, les décortiqueuses étaient du système Klaring (?) qui étaient plus économiques que celles de Reift (?). (J'ignore totalement ces systèmes.)

En 1900 l'on parle d'une entreprise Blunscheli de Bâle et d'une société « La Ramic Syndicale de Zurich », exploitant par la machine Faure ; leurs cultures, si elles ont existées, n'ont eu qu'une durée très éphémère puisqu'en 1902 il n'existe plus rien.

En 1904, on trouve la *Nederlandsch Indische Cultuur Maatschappi* qui se transforme en 1905 et transporte ces cultures à Nator, mais qui ne paraît pas avoir eu plus de succès que les précédentes.

Nous avons vainement cherché dans le *Kolonial Verslag de* 1912, bulletin officiel très détaillé sur toutes les cultures entreprises et particulièrement sur les nouvelles, nous n'en avons pas trouvé la moindre trace, pas plus qu'à l'exportation ; d'où notre conclusion est que tout ce qui a été dit sur les importantes cultures de Java est inexact.

Ces insuccès sont dûs à la même cause générale ; ces affaires ont été bien plus des exploitations de système de machines que des exploitations de ramie, or les machines n'étant pas pratiques, le résultat était certain d'avance.

Philippines. — La culture est faite dans les meilleures terres du Nord de l'île Luzon à Albay et dans le Negros Occidental ; elle donne 4 coupes avec tiges de 1 m. 80 à 2 m. 40 ; un hectare produit pour 3 coupes 63 tonnes de tiges effeuillées, soit 126 de tiges avec feuilles (par coupe 42 tonnes) et 1300 kilos de fibres ou 400 kilos par coupe.

On y trouve :

La *B. Nivea* ou *Apoo ;* Amiray (T) Amirai (Il) Cogroyon (Il) dans les provinces du Negros Occidental et à Albay.

Une B. sp ou *Cagay* dans le Négros.

Une B. sp ou *Lupins* (C) dans les Camarines à Tagábas.

On décortique et on gratte très incomplètement à la main ; le bouillissage des tiges à l'alcali n'a donné aucun résultat (Farmers bulletin nº 4.)

On utilise la fibre pour ficelles et tissus en combinaison avec les fibres d'ananas et de bananier.

Exportation en 1900 : 250 kilos, valeur 195 francs ; en 1903 : 3.750 kilos, valeur 2.075 francs.

Siam. — La B. Nivea ou *Klooi* croît dans les jardins.

CHINE

La Chine est le pays qui s'est le plus attaché à la culture de la ramie et où cette culture est la plus ancienne, puisque les négociants chinois vendaient à l'Europe les tissus de ce textile bien avant que la plante ne nous fût connue, comme tissus de pure soie, et son emploi y a acquis l'importance qu'a chez nous le coton.

Cette plante, dont on connaît la culture d'après les documents officiels chinois, a été signalée pour la première fois à la Société d'Acclimatation de Paris par le père Bertrand, missionnaire apostolique au Sutchen.

Dans cette note il signalait que les marchands de Canton, du Fokien et du Kiang-Si montent à la cinquième lune acheter ce chanvre au Sutchen, où il vaut de 8 à 9 piastres le Pikul ; que deux variétés y sont cultivées : le Yuen-ma et le Chau-Ma.

La première espèce est supérieure comme qualité à la seconde ; elle donne quatre récoltes ; fin mai-juin, juillet, septembre et novembre ; la seconde trois seulement : fin juin, août et octobre.

Une seconde communication faite par Mgr Chauveau, évêque de Sebastopolis, ajoute que le Yuen-ma a ses feuilles blanches en-dessous, qu'il vient très bien dans les hautes montagnes et exige beaucoup de soin. Que cette plante très connue dans le Yunnan, donne trois récoltes d'août à octobre (1) et a deux espèces, le Tsinpy-ma noir et le blanc, Houang-py-ma, que le premier vaut 160 sapèques et le second 140 à 145.

Ces deux qualités sont certainement produites par une seule espèce, mais travaillées différemment elles donnent deux produits différents, ainsi qu'on le peut constater sur les produits du Japon, qui sont, suivant leur provenance, absolument dissemblables d'aspect.

Une note de M. Dabry, consul de France à Han-Keou, reproduite plus loin, apportera quelques renseignements nouveaux mais au point de vue botanique c'est l'ouvrage du Dr Ed. Mène (2) qui donna les renseignements les plus complets. Le rapport Heddet en 1842 le signale également.

Espèces cultivées en Chine

L'urtica (B) nivea, connue sous les noms de Tchou-ma et de Lo-ma, ainsi qu'une autre espèce, l'Urtica (B) utilis de Blume. Ramium majus de Rumphins, que les Chinois désignent sous les noms de Yuen-ma et de Tsing-ma, c'est cette dernière espèce si importante, à feuilles plus grandes, plus minces, plus pointues, grisâtres en-dessous, à pétioles plus ou moins longs que dans l'Urtica nivea, que l'on trouve aux Indes, dans le royaume de Siam, à Sumatra, dans l'Assam, à Amboine, aux Célèbes, et qui dans la Malaisie porte le nom de ramé ou rameh.

L'utilis et la nivea se rencontrent à l'état sauvage dans presque toute l'étendue de la Chine et en Corée, mais on les cultive principalement dans les provinces de Se-Tchouen, du Ha-Nan, du Kiang-si, du Tché-Kiang, du Kuang-Tong et du Fo-Kien, du Yunnan et du Houpé, du Puchi.

Les Chinois les cultivent pour leur usage personnel par plates-bandes aux environs de leurs habitations, dans les endroits humides,

---

(1) Depuis j'ai trouvé le renseignement suivant: on y fait trois récoltes la première est considérée comme donnant la meilleure fibre, mais elle contient beaucoup de gommes; la troisième est médiocre. Au Houpé on obtient 500 de à 750 kilos à l'hectare; dans d'autres de 500 à 670.

(2) Production végétale du Japon.

— 45 —

peu éloignés des rivières, dans les terrains sablonneux et les terres légères abritées des vents du Nord.

Extrait du Traité d'Agriculture chinois, le Nong-Tchin-Tsivuen-chou. — Traduction de M. Stanislas Julien (1)

Quand la ramie se cultive pour la première fois, elle se fait par semences.

Les racines des plantes obtenues par semmences servent comme plants.

Au bout de peu d'années, les racines s'entrecroisent et s'entortillent les unes avec les autres, c'est pour ce motif qu'il faut séparer les pieds et replanter.

En l'époque actuelle, il est très commun dans les pays de l'An-King et du Kien-Ning, de séparer les racines avec un couteau et de les replanter à différentes distances.

Lorsque l'on ne peut conserver la semence, on opère comme pour la propagation des pieds de mûrier blanc, laquelle s'effectue par jeunes plants ou marcottes. Cette plantation donne des résultats rapides.

Dans les pays où l'on n'a pas de racines de ramie faciles à transporter en d'autres points, on n'a pas d'autres ressources que la semence.

Quand les petites plantes atteignent plusieurs pouces de haut on les arrose avec un engrais liquide et une égale quantité d'eau.

Immédiatement après la coupe des tiges, on arrose le terrain et l'on doit le faire la nuit ou par un jour nuageux, car si on le fait quand le soleil luit, les plantes s'affaiblissent.

On emploie comme engrais les excréments de porc.

La ramie peut se planter tous les mois de l'année, pourvu qu'il fasse humide ou que ce soit bien arrosé.

Transplantation et Propagation.

Quand la ramie est un peu haute et un peu forte, on remue la terre autour et on retire les boutures que l'on transplante en d'autres lieux. Le pied principal croît ensuite plus vigoureusement. Au bout de quatre ou cinq ans les plantes-mères deviennent très ligneuses, par suite on divise les tiges et on les plante dans d'autres terrains préparés antérieurement.

Certains cultivateurs, dans ce cas, divisent le pied en deux et la partie principale est inclinée sur le sol et enterrée; par cette méthode ils obtiennent de nouveaux rejetons utiles à la propagation de l'espèce.

Quand une pépinière de ramie ne produit plus, il faut en former une autre ou la transplanter, autant que cela sera possible.

De cette manière on augmente progressivement les plantations.

____

(1) Publiée en 1863 et en 1866 dans les Bulletins de la Sté d'Acclimatation de France.

Le meilleur moment pour opérer la transplantation est au printemps, car à ce moment les plantes croissent bien.

On transplante dans un terrain de consistance dure, bien travaillé et engraissé en automne, on y plante les rejets à un pied de distance en moyenne les uns des autres, et une fois la terre bien arrangée autour du pied, on arrose.

L'été, de même que l'automne, se rapproche pour la transplantation de l'époque où la terre est mouillée par les pluies.

Les rejetons se portent d'un point à un autre pour la transplantation, on doit bien recouvrir les racines de terre, et, s'il est possible, la disposer en forme de boule.

Pour propager la ramie, on prend avec un couteau une partie des racines de la plante, on les divise en deux ou trois pouces de large et on les place en fosse à une distance moyenne d'un pied les uns des autres.

Lorsque l'on plante deux ou trois parties de racines, on recouvre avec de la terre et l'on arrose.

L'arrosage se répète trois ou cinq jours après.

Quand les grands plants ont atteint une certaine hauteur, on doit creuser la terre à l'entour avec une broche ou une pioche, puis arroser.

Quand on transplante la ramie à une certaine distance, il faut tenir les racines entourées de terre, de la même où elle croît, et même les placer en fosse.

Après avoir couvert et envelopper les plantes d'une motte de manière que les racines, les pieds et les fosses soient à l'abri du soleil et de l'air, il faut également les soustraire à l'action de la lune, de manière à ne pas les affecter ; on peut en opérant ainsi conduire les plants à plusieurs centaines de milles de distance sans crainte qu'un accident ne se produise.

Quand les plantes atteignent un pied de haut, elles se coupent, de même la seconde année ; les fibres obtenues peuvent être filées.

Dans le dixième mois (octobre) de chaque année, avant de couper les rejets que donnent les racines, on doit couvrir la terre avec une couverture grasse de fientes de vache ou de cheval. Dans le second mois (février) on retire l'engrais, on le met de côté avec un rateau, afin de permettre aux rejetons de croître avec liberté.

A la fin des trois premières années, les racines augmentent et croissent d'une telle façon qu'il est nécessaire de donner un entre-sarclarge afin d'éviter que les rejetons ne puissent croître faute d'espace.

Récolte de la ramie. — La ramie se récolte trois fois par an ; quand on coupe les pieds, les rejetons doivent avoir quelques pouces de haut.

Si l'on taille vivement les grandes tiges, les nouveaux jets croissent avec vigueur et donnent promptement une nouvelle récolte. Si les rejetons sont déjà assez hauts quand se coupent les tiges principales, on doit les couper pour qu'ils ne soient point préjudiciables à la croissance des rejetons, de manière qu'on puisse faire les coupes à la saison, quand le nouveau jet ne pousse que de quelques pouces de haut.

La première coupe s'obtient principalement vers le cinquième mois (mai), la seconde se fait vers la moitié du sixième mois ou au commencement du septième, et la troisième et dernière est faite vers la moitié du mois d'octobre ou le commencement de novembre. Les tiges de la seconde coupe annuelle se développent plus vite que celles des autres et sa fibre est meilleure. Après la récolte les jets se couvrent avec de la fiente, puis s'arrosent immédiatement.

Dégommage et blanchissement de la ramie.

Les tiges se lient en petites bottes et se placent sur le toit de la maison ou en un endroit couvert et élevé qui leur permette de s'emparer de la rosée de la nuit et de sécher le jour suivant. Laissées ainsi par espace de sept jours exposées aux effets de la rosée et du soleil, elles se blanchissent parfaitemnt durant ce temps. Si le temps est nuageux ou pluvieux, les tiges se portent sur le bas du toit pour laisser l'air agir librement. Si la pluie les mouille, les rentrer immédiatement.

Les fibres, après détachage des tiges, se forment en écheveaux et se rangent en cercle, en un vase rempli d'eau. et on les laisse tremper complètement pendant toute une nuit. Après, elles se filent à la quenouille ; ceci étant, on les fait détremper en une lessive de cendre de bois, ce qui équivaut à une immersion dans une solution de carbonate de potasse et de chlorure de potassium.

Une fois que les fibres sont retirées de la solution qui précède, on les forme en paquets de filaments pesant 5 onces chacun et on les place pour la nuit en une terrine contenant une mixture qui se compose d'une tasse d'eau pure et une de craie pulvérisée par chaque paquet ou chaque 5 onces de fibres qu'il s'agit de blanchir.

Le jour suivant on les retire, on ôte la craie et on les fait bouillir dans de l'eau contenant des cendres de paille, d'où elles deviennent blanches et élastiques.

Séchant au soleil, puis lavées à l'eau pure, puis en une autre eau avec laquelle on a le blanc, l'on sèche finalemnt au soleil. Après séchage, passant à la quenouille, on les unit les unes aux autres, par les extrémités pour fournir un fil continu, lequel sert à exécuter la trame du tissu qu'il doit former. Après avoir filé les fibres de ramie, dit notre auteur chinois, on les fait bouillir à l'eau de chaux, on les met refroidir et on les rince soigneusement en eau pure. On se sert dans ce cas d'un tamis de bambou qui se place à la surface de l'eau et qui contient les fibres ; il résulte qu'elles sont mieux mouillées à la partie inférieure et plus sèches à la partie supérieure.

A la tombée de la nuit, on retire tamis et fibres.

Le même procédé se répète le jour suivant et les consécutifs sur les fibres qui sont converties en fils, lesquels sont parfaitement blancs.

Ensuite on les empaquète et on les vend. Il y a d'autres méthodes variées pour le blanchissement de la ramie ; une d'elles indique la convenance de détremper la fibre premièrement, et on file ensuite au lieu de détremper après la filature.

D'autres personnes conseillent que les fibres, après séparation du pied, soient exposées premièrement à la rosée de la nuit et à la chaleur du soleil et après se filent et se tissent, puis se blanchissent pour la fin.

On peut couper la tige et amollir les fibres par le moyen de la vapeur d'eau bouillante, puis après les tisser et les blanchir en leur manière. Les fibres préparées par cette méthode sont plus flexibles et fibreuses que celles préparées de toutes autres manières.

Voici encore une méthode qui a été indiquée :

Méthode de la culture de la Bœhmeria nivea employée dans la Grande-Chine. — Pépinières. — Préparations aux semailles.

Il est préférable pour semer la ramie d'employer un terrain léger et frais.

Faire les semailles le troisième ou le quatrième mois de l'année, semer dans un jardin, ou, si l'on n'en a pas, dans un petit terrain près d'une rivière ou d'un puits. Le terrain est retourné une ou deux fois avant la semaille, puis l'on sème en pépinières sur un pied de large et quatre de long.

Les semailles finies, retourner à nouveau. Ceci fait, bien aplatir la terre avec le pied ou avec le revers d'une pelle, puis passer un râteau pour égaliser. La nuit qui suit, arroser les semis et le matin ouvrir un peu la terre avec un râteau denté et ensuite niveler.

Après avoir pris au milieu quatre pintes et demi de semailles, environ 3 litres de terre humide (une pinte est égale à peu près à un peu plus d'un litre moyen), la bien mélanger. Une once de semences de ramie peut servir pour quatre ou sept pépinière (28 pieds carrés). Reprendre la semence dans les pépinières comme il est dit, puis couvrir avec de la terre non germinative.

Après la distribution de la semence dans les pépinières, la première chose à faire est de se procurer quatre pierres allongées et de les placer sur le terrain (pépinière), de manière que deux d'entre elles soient plus hautes que les deux autres, deux d'un côté de la pépinière et deux de l'autre. Ces pierres sont destinées à supporter un petit toit que l'on forme d'une natte.

Le cinquième ou sixième mois de l'année, quand les rayons du soleil deviennent abondants, couvrir la natte qui sert de toit à la pépinière avec de la paille. Si l'on ne prend cette précaution, les plantes périront, désséchées par la chaleur du soleil.

Quand la semence commence à germer ou quand les feuilles commencent à pousser, ne pas arroser la pépinière si ce n'est que par le moyen d'un balai imbibé d'eau ; humecter la natte du toit ; de cette façon le terrain situé en dessous conservera son humidité. Pour les nuits retirer la natte qui recouvre le toit de la pépinière et de cette façon les plantes recevront la rosée de la nuit.

Arracher les herbes aussi promptement qu'elles apparaissent. Entretenir les plantes débarrassées des herbes particulièrement dès que les premières feuilles apparaissent. Quand elle atteint un ou deux pouces retirer le toit. Si le terrain est de pure nature, arroser de façon à ce que l'humidité pénètre à deux ou trois pieds. Pour transplanter la ramie, il faut un terrain plus dur que celui qui a servi pour les pépinières. Le nouveau terrain se divise pareillement en pépinières.

Arroser les pépinières aux endroits où se trouvent les plantes que l'on transplante dans la nuit et la matinée qui précède la transplantation.

Transplanter quand on a fait ce qui précède, tirer les plantes avec une pelle, avoir soin que les racines soient entourées d'assez de terre et les planter dans les nouvelles pépinières à une distance de quatre pouces les unes des autres. Le terrain sera remué avec fréquence. On termine les trois ou cinq premiers jours après la transplantation (arroser les nouvelles pépinières tous les dix, quinze ou vingt jours).

Manière d'obtenir la meilleure semence.

Quand la semence est nécessaire pour les semailles, on doit préférer celle que produisent les tiges principales. Dans le neuvième mois à peu près à l'époque de l'année qui commence avec le nombre de Choang-Kiang (2 octobre) on récolte la semence et on la sèche au soleil après l'avoir mélangée avec du sable mouillé ; on la met dans un panier de bambou et on la couvre avec de la paille. Cette précaution est nécessaire, car sans cela la semence ne germerait jamais. Les semences que produisent les branches de ramie ne servent pas pour la reproduction de la plante. Avant de les semer, les jeter dans l'eau, celles qui vont au fond servent, celles qui surnagent ne valent rien pour l'objet qui précède.

La semence se sème après la première moitié du premier mois (après la première quinzaine de Janvier). La meilleure semence est celle qui se couvre de taches rosées.

Puis la terre ensemencée se couvre avec des cendres. Si elle se sème trop proche, les plantes qui naîtront seront malades et débiles, tandis qu'au contraire si on sépare la semence et qu'on l'arrose, elles seront fortes et longues. Aussi promptement que croissent les feuilles, arroser les plantes avec un engrais liquide abondant. La semence se récolte dans le septième mois (juillet) ; on la reçoit sur une toile de coton et elle est exposée à un fort courant d'air qui active et précipite la germination.

On emploie les engrais humains fermentés, on en fait la première application après la coupe, puis une seconde 10 jours après.

Une plantation dure 3 à 4 ans suivant les uns, 10 ans suivant les autres.

On récolte 13.500 kg. de tiges effeuillées par hectare donnant 500 à 550 kg. de lanières (4%).

Les Chinois ne font rouir ni le Tchou-ma ni le Yuen-ma, parce que le rouissage en altère les fibres et leur fait perdre leur résistance au point qu'elles se cassent alors très rapidement (Dabry).

Une autre note dit :

Il y en a de deux qualités bien distinctes : le tsing-ma et le ho-ma ou petz-low, mais le premier est reconnu le plus beau.

Tsing-ma provient du Bœhmeria nivea et des districts de Tanhien, Tung-héang-luen, Sing-ting-foo, Pang-shay-hien, Yew-chow, Yna-nam.

Il y a trois récoltes par an : la première est faite le cinquième mois, la seconde le septième, la troisième le neuvième.

Après cette dernière récolte, les racines sont couvertes pour l'hiver et la plante pousse de nouveau a la saison suivante. Ces racines restent en terre plusieurs années, pendant lesquelles on a soin de les fumer.

Les prix de l'année dernière étaient, pour la première récolte, taels 7.6.2. par 100 catties ; seconde récolte, taels 4.8.5. par 100 catties ; troisième récolte 5.5.6. par 100 catties.

Ces hauts prix payés pour la dernière, sont considérés comme bon marché. Cette denrée est empaquetée par paquets de 80 catties.

CHINE : Apoo

Kunkhoora du Bengale.

Cultivée en Chine dans les provinces de Sin-kwin, Ngrom-lui, Kiang-Si, Hupeh, Set-Chouen, Yunnan (districts de Hsing-huo et Waruoh.

Les femmes préparent les filaments et les hommes tissent à l'aide de petits métiers analogues à ceux employés pour la soie. Les tissus arrivent écrus à Canton, ils sont jaunâtres, pour les blanchir on les enduit d'excréments de bestiaux, on les lave à l'eau froide, puis on les fait bouillir dans l'eau contenant des cendres de bois ; on expose au soleil durant 40 jours, en arrosant abondamment.

On calandre ensuite en plaçant la toile par terre et en y faisant passer un rouleau de bois surchargé d'un bloc de granit.

Les pièces ont 20 yards sur 1,02 de large, et valent de 17 à 61 fr., c'est le Hui-pu.

On récolte 80.000 tiges par an et par coupe, soit 200.000 tiges à l'hectare.

100 tiges donnent 1 kg. 600 d'écorce,

tiges sèches poids 0 kg. 175,

1 acre, 140 kg. de fibres par coupe, soit 350 kg. par hectare et pour 3 coupes 1050 kg.

400 tiges sont récoltées et décortiquées à l'heure ; la séparation de l'écorce demande 2 heures, en 10 heures un ouvrier prépare 3 kg. 500 de fibres.

Au nord du Se-Tcheouen une culture dure de 3 à 5 ans (Brenier et Achard).

La Chine ne fait que trois ou quatre coupes annuelles ; cela n'a rien d'étonnant, le parallèle moyen de la Chine se trouvant à 40° au nord de l'Equateur, cette culture ne se trouve d'ailleurs que dans la partie méridionale de l'Empire. On coupe en Août, Juin, Septembre et Décembre.

Les méthodes employées montrent les soins apportés par les Chinois dans la culture et le blanchiment.

Les machines n'ont pas encore fait leur apparition en Chine.

Exportation en 1898   60.000 piculs   3 630 tonnes
1899   70.155   —   4.250   —
1910 197.600   — 12.000   —
1911 167.200   — 10.115   —

Le Japon en reçoit par an pour 3 millions 85

La Belgique   —   —   1 million 61.

Le port de Kinkiang a exporté en
1914   510 tonnes   valeur   3.065.000 fr.
1915   750 tonnes   valeur   6.665.000 fr.
provenant du Hupetz et un peu du Kiang-Si (district de Juchang).

JAPON

L'*Urtica nivea* dont le nom japonais est *Karamusi*, croît à l'état sauvage dans certaines parties de l'île de Kuis-Siu principalement dans la province de Hi-Zen et dans l'île de Nippon, notamment à Simo-Awa, à Takaïsi et à Kosendai, dans la province de Yetsi-Go et à Yone-Sawa, dans la province de De-Wa, dans la partie septentrionale de l'île, principalement à la base des montagnes.

Actuellement les centres de culture sont Yamagata Ken, Azer dans le Fukushima-ken, Migata-ken et Nara-ken.

La récolte est évaluée de 130 à 170 kilos de fibres commerciales par hectare, valant 9 à 11 fr. le kilo.

L'*U utilis* ou *oroya* existe mais n'est pas cultivée.

L'ortie blanche ou ortie sans dards, vivace, monoïque d'après Audognaud de Nice et d'après Hooker (Journal of Botanique 1850) est cultivée dans les jardins, elle forme des touffes de tiges ligneuses de 1 m. 50 à 4 mètres de haut, velues, d'un rougeâtre brun foncé, ses feuilles alternes, ovales, à dents terminées par une petite acuminée, sont vertes et sombres en-dessus, tomateuses et blanches en-dessous.

Outre l'*Urtica nivea*, on rencontre encore dans le genre Bœhmeria l'*Urtica (Bœhmeria) spicata* de Thomberg, marquée dans le Hon-zauzo-fu et dans le Somoku-Dusets sous le nom de *Akasa* ou *Koakasa*, qui croît dans les régions montagneuses des îles de Kiu-Siu et du Nippon.

L'*Urtica (Bœhmeria) longispica* de Strendel ou *B. macrophylla* de Siebold, classée sous le nom de *No-Mao* et de *Yaleu-Mao*, qui fleurit en septembre le long des chemins dans les îles de Kiusiu et de Nippon.

L'*Urtica (Bœhmeria) Holosericia* de Blume observée par Buerger, Siebold et le Dr Savatier aux environs de la ville de Yokoska.

L'*Urtica* (B) *hispidata*, de Blume.

L'*Urtica* (B) *biloba*, de Weddell, notée sous le nom de Brascila-so, qui fleurit en juillet dans les montagnes des îles de Nippon et de Yeso.

L'*Urtica* (B) *platonifolia*, espèce nouvelle qui, d'après le Dr Sabatier, fleurit en août et qui, d'après le botaniste Tanaka, se nomme Yama-So.

La *Bœhmeria nivea candicans* Wedd (Utilis de Blume) y croît et est désignée sous le nom de Tsgo ou de Gombé.

Urtica Thunbergiana : Trakusa.

La manière de travailler la ramie est la même qu'en Chine, mais elle varie suivant les provinces, ainsi que l'on a pu le constater par les échantillons de China-Grass exposés par le Ministère de l'Agriculture de Tokio en 1889, où les produits de la province de Yamaysta étaient constitués par des rubans légèrement jaunâtres, tandis que ceux provenant de la province d'Otimana étaient analogues, quoique plus beaux, à ceux du Tonkin.

La décortication se fait, paraît-il, de la façon suivante : La première coupe étant brûlée sur le champ même lorsqu'elle atteint 1 m. 20 à 1 m. 50, la seconde est coupée en septembre, elle a alors 1 m. 80 à 2 mètres, elle est mise à tremper dans l'eau pendant quatre heures, puis séchée et placée sur le sol et battue avec des fléaux, puis décortiquée à la main ; les lanières obtenues sont ensuite lavées dans des bains de savon.

Les lanières obtenues servent à faire du papier, certaines sont frisées et servent à rembourrer les coussins.

La décortication à la main est là aussi, comme en Indochine, reconnue impraticable, et la Commission japonaise de l'Exposition de 1889 était chargée d'acheter la machine qui répondrait le mieux au mode de travail de la ramie ; elle acheta la machine qui lui parut le plus pratique : une machine « La Française », type 1889.

Les derniers renseignements donnés sont les suivants :

On coupe fin septembre les bourgeons à replanter. On plante et on protège du vent du nord au moyen de haies de 1 m. 80 ; en mai elle atteint de 15 à 18 cm. ; on fume et on coupe en juillet, la hauteur est de 1 m. 70 à 2 m. 60.

Culture peu intensive, sauf dans le district de Yamagata, on cultive également aux îles Liou-Kiou et aux environs de Narazawashi.

On récolte une coupe dans le nord du Japon ; deux coupes dans le centre du Japon ; trois coupes dans le sud et à Liou-Kiou.

On a 20 kilos fibres par an et par coupe ; à Yamagata on atteint 30 kilos.

La récolte totale :

1884	1.050	tonnes
1885	1.400	—
1906	2.250	—
1908	1.580	—

On en tisse des toiles, les Echigo chijimi, les Echigo djofu, les Yonezawachijimi, les toiles de Nara sont les Narazawashi. (Voir ci-dessous Formose.)

CORÉE

La ramie est cultivée dans le sud, dans le Sakaline japonais, elle donne trois coupes, juin, août et septembre, et a deux variétés, le Moshi et le Sam ; elle sert pour les costumes de toutes les classes des deux sexes, et pour cordes ; 12.000.000 d'habitants l'utilisent ; en 1912 on en récoltait 860 tonnes de fibres. (Rapport du Consul américain de Seoul.)

FORMOSE

D'un rapport du Consul des Etats-Unis à Formose (1) il ressort que la *B. nivea* abonde partout à Formose, tant dans les territoires civilisés que dans ceux sauvages ; la *B. tenacissima* n'y existerait pas.

Elle y croît avec vigueur et donne 3 et 4 coupes. Les tiges ont de 2 m. 70 à 3 mètres, celle qui croît à l'état sauvage est branchue et son écorce est mince, elle n'est pas utilisée. Tous les terrains riches en humus lui conviennent qu'ils soient sablonneux ou lourds ; par contre elle ne s'accommode pas des terrains argileux et peu profonds.

Les endroits éclairés, abrités du vent et pourvus d'eau, sans être humides, sont ceux dont elle s'accommode le mieux, aussi dans certains points établit-on des rideaux de bambous et l'irrigation.

La plantation se fait généralement par portions de rhizômes plantés en ligne écartées de 0 m. 30 et espacées de 0 m. 15 à 0 m. 20.

La décortication se fait à la main (voir ce titre).

Le China-Grass produit par les sauvages est employé par eux pour leurs vêtements. Le tissu du pays connu sous le nom de «*Savage cloth*» constitue un article de commerce acheté en grande quantité par les Chinois et exporqué presque totalement en Chine, à l'exception de petites quantités qui sont gardées pour de la ficelle et divers articles analogues.

Il est extrêmement durable et quelquefois élégamment ornementé malgré l'outillage naturellement très grossier des tisserands indigènes

------

(1) Publié dans l'"Agriculture Tropicale' de Septembre 1903.

Ces derniers y introduisent notamment pour faire le dessin des fils de laine et de coton colorés ; ils s'en procurent en effilochant les tissus de provenance étrangère.

Une partie de la matière première revient dans la suite sous forme de tissu appelé *grass-cloth*.

Il est difficile d'établir la quantité exportée, mais en 1898 il fut exporté en Chine 28.685 piculs soit 1900 tonnes de fibres évaluées à 395.911 yens ou 1.030.000 francs, dont les trois quarts certainement de China-grass.

Ce chiffre va constamment en augmentant ; il était :

en 1896 de 200.000 yens ou 520.000 francs ;
en 1909 on exportait 330 tonnes
— 1910 — 190 —
— 1911 — 264 —
— 1912 — 900 —

En 1912, il y avait 2.000 hectares de cultivés.

Le China-grass est très demandé au Japon, il s'est constitué à Osaka une société spéciale au capital de 1.000.000 de yens pour l'importation et la vente du China-grass de Formose.

Le jour prochain où la manufacture de la ramie aura vaincu les quelques difficultés qui s'opposent encore à son complet développement, le China-grass ne manquera pas de prendre parmi les fibres végétales la situation prépondérante que lui vaudront ses grandes qualités intrinsèques, et ne doute pas que Formose ne devienne alors la principale source de cette matière première ; l'île réunit toutes les conditions pour cela.

INDES

B. procera — *Rahta kanchan* (B) *Kalior* (H) *Peddé-aré* (Ta) *Kanchan* (U) *Nakalay kani* (Bir).

Indes méridionales et Nord-Ouest, Bengale, Birmanie.

B. racemosa — *Vanaraja* (S) *Banraj* (Bes) *Marail ghila* (H) *Bergin* (Bir) sert aux Indes pour établir des ponts suspendus.

B. tomentosa — Usamiga (S) *Katatti* (Ta) *Ma-ha-hlac-a va* (Bir).

B. Vahli — *Malda* (Hi) *Chambuli* (Dak) *Adda* (Tel).

B. variegata — *Beedul* (Be) *Yooga-putra* (S) *Trovatchy* (Ta).

B. nivea — *Raminar*.

La Rhéa fut découverte en 1840 en Assam, où elle croît sauvage, par le Colonel Jenkins.

La première fibre envoyée en Angleterre paraît avoir été exportée en 1850.

En 1854 un mémoire de Forbes Royle la propage et préconise la production de 10 tonnes durant 3 ans.

A partir de ce moment l'Angleterre apporte une attention soutenue à ce textile.

En 1869, elle crée deux prix, l'un de 125.000 fr., l'autre de 50.000 francs pour récompenser les deux meilleures machines produisant une filasse coûtant moins de 375 fr. la tonne de décortication et valant au moins 1.250 francs.

Deux concours furent faits, l'un en 1872 à Saharumpoor et l'autre en 1892, ils n'obtinrent aucun résultat, la machine Greey qui eût une prime avait un coût plus élevé que 375 fr. et sa fibre ne fut estimée que 700 fr. à Londres.

En 1876 de nombreux rapports ont été demandés aux Gouverneurs des provinces et on les a engagés à faire exécuter des expériences de culture dans les jardins d'essais et dans les prisons avec décortication par les prisonniers. Tous ces rapports, malgré un programme déterminé, n'apprennent rien ; certains d'entre eux le constatent ; un seul, celui de M. Montgomery a donné de sérieux renseignements sur la culture. Depuis cette époque, la culture ne paraît pas y avoir fait grand progrès puisqu'une seule exploitation y existe.

On constate que la ramie se trouve dans toutes les provinces du Nord de l'Inde bordant la Chine, le Pand-jab, les provinces du Nord-Ouest, le Bas-Bengale et l'Assam et en Birmanie anglaise ; qu'elle se trouve partout à d'assez grandes altitudes, entre 800 et 1.000 mètres ; que si cette zone correspond à la zone des 7 coupes isothermiques, l'altitude les ramène à deux et trois ; l'on n'en trouve que 5 en Assam.

En Assam la plante est cultivée dans le Haut-Assam par les Doms et autres pêcheurs qui l'utilisent pour leurs filets, ils la cultivent autour de leurs habitations. La *B. nivea* croît beaucoup mieux dans cette région et y donnent 5 coupes là où l'humidité est grande et les pluies fortes, que dans le Bas-Assam et paraît être la région la plus propice (Gve Mann).

A Now-goug, dans une expérience à l'ombre, l'essai fut un échec ; au soleil on fit 5 coupes en avril, juin, août, novembre et février.

En Birmanie les renseignements manquent.

Cultivée dans le nord du Bengale par les indigènes, en petites cultures atteignant au maximum environ 40 m. c. et la moyenne est de 7 mètres, la lanière vendue au marché vaut 400 fr. les 100 kilos.

Les fibres qui ont été données comme produites par le procédé Gomess, exploité par le *Bengale Rhea Syndicate*, ne valaient à Londres que de 7 à 900 fr. la tonne.

Le Docteur Kings, directeur des Jardins botaniques de Calcutta, est d'avis que le sol du Bengale est trop pauvre, que l'engrais y est trop difficile à obtenir, la température trop basse et la chaleur trop sèche, de plus il y a le froid, pour y cultiver la ramie.

Un certain nombre de planteurs d'indigo en firent l'essai, mais le climat trop sec (1 m. 35 d'eau annuelle) la fit abandonner.

M. Karpèles y a obtenu 250.000 tiges à l'hectare pesant avec feuilles 27 tonnes 5 (soit 720 kilos de fibres).

En 1906, dans le Behar, à Dalsing-Seraï fut montée une culture de 1200 hectares avec les machines Faure — 3 groupes de 3 anciens types et 2 avec système automatique ; elle échoua par suite des machines.

Dans le Deccan le climat lui paraît favorable et l'Utilis et la Nivea existent dans le district de Bombay et donnent de bons résultats.

Dans les provinces de Nord-Ouest à Dhalpur, la *B. utenacissima* a donné en sol sableux irrigué une coupe tous les six mois.

A Madras, la Glenrock C° a planté en 1885, 200 ha. au sud de Mysore, on obtenait 330.000 tiges pesant 90 tonnes à l'hectare, on utilisait la machine Death et Elwood, la dépelliculation à la vapeur. Elle échoua.

Une culture fut entreprise de 1887 à 1894 dans le Bending Etat au Sud des Indes. Elle ne donnait que 8.000 kilos de tiges effeuillées avec rendement de 7% soit 560 kilos de lanières. On estimait qu'en bonne culture on obtiendrait 4 coupes de 85.000 kilos de tiges, qui, avec ce rendement donneraient 6.000 kilos de fibres.

En exploitation, à Pendalar au sud de Wynand, on a obtenu, d'après M. Bernard Cowentry, directeur de l'Institut de Pusa, 6 coupes avec irrigation, 3 sans irrigation et comme rendement d'un acre (⅖ d'hectare).

						Effeuillées
1re coupe	1.460 Kgs	donnant	27.000 tiges vertes :	55	gr.	par tige
2me —	2.280 —	—	40.000 —	— 55	—	— —
3me —	5.000 —	—	55.000 —	— 90	—	— —
4me —	5.000 —	—	75.000 —	— 80	—	— —
5me —	4.270 —	—	62.000 —	— 70	—	— —
6me —	2.000 —	—	60.000 —	— 30	—	— —
Total: 20.510	—		319.000			

Frais de 1 hectare ⅖ :

Culture, surveillance et charges générales Rs.	60.—
Engrais	45.—
4 coupes	9.—
Transport de 45 tonnes de tiges	17.—
Décortication	25.—
Lavage et séchage	10.—
Nettoyage à la main	10.—
Emballage et expédition	12.—
Machine, huile, etc.	30.—
Spécial établissement	20.—
Affrètement et assurance	75.—
	313.— soit 530 fr

Valeur de la tonne	755 fr.
Frais	530 fr.
Bénéfice	225 fr.

A Colombo fut installée une plantation de la *Rhéa fibre traitement C°* pour exploiter le procédé Gomess.

Ce fut une exploitation de procédé, lequel par les boniments exposés (70% de gommes) n'avait aucune valeur comme l'affaire.

Malaisie. — A Solangor, dans la presqu'île de Malacca il existe depuis 1900 une plantation de 18 hectares.

On y fait 6 coupes produisant de 50 à 80 tonnes de tiges effeuillées et 3.200 kilos de lanières donnant 1.270 kilos de filasse (probablement du China-grass).

Les frais (avant-guerre) estimés 625 fr. l'hectare et la vente 916 fr. la tonne, soit 1.270 francs et un produit net de 1.270 — 625 = 645 francs.

Remarque.

Dans le Bas-Burma, dans les Etats Shans on trouve sauvage sur le bord des fleuves particulièrement dans le district de Thaurawaddy le *Teral* qui est la *Villebruna integrifolia;* dans le sud et le nord de ces Etats une *rhéa* sauvage qui est probablement la précédente.

Les fibres en sont utilisées pour cordes filets et lignes de pêche, papier.

Note. — Un procédé Bennertz fut annoncé en 1899, puis en 1907, et il se fonda l'*Indian Rhea fibre Syndicat* qui n'aboutit à rien. Le procédé opérait sur le champ sans machines pour le décorticage ni pour le dégommage. Ceci était exact, pour opérer le décorticage des *capitalistes* ou leur dégommage, la ramie seule suffit, la machine n'est pas forcément nécessaire.

Conclusions de l'enquête.

Le Conseil d'Agriculture est d'avis que cette culture doit être le fait de grandes exploitations et que le cultivateur doit préférer la culture annuelle aux cultures périennales, (pourquoi?) et qu'elle ne peut se faire que dans une zone étroite à climat et à sol particulier.

Néanmoins, malgré cette restriction, certains sont d'avis que les Indes deviendront le plus grand centre de production du Monde.

A cette conclusion, qui sera très probablement juste dans l'avenir, nous ferons quelques remarques.

La première, c'est que ces essais n'ont pas grande signification. En effet, ils ont été faits sans tenir compte des caractères spéciaux de la *B. utilis* et de la *B. nivea*, parce qu'à cette époque on les ignorait et que pour être bien fixé il faudrait les recommencer totalement en en tenant compte

2º que là où le sol est pauvre, là où il y a moins de 1 m. 50 de pluie, ce n'est pas la peine d'essayer.

3º qu'ils ont surtout été faits vers le Nord, dans les climats les plus froids (on a cherché à substituer la ramie à l'indigo qui disparaît) alors qu'on aurait dû les faire dans le sud ainsi que le prouvent les essais faits dans cette partie.

4° qu'on n'a employé comme exploitation que des machines dont le rendement menait à l'échec sûr et certain et des soi-disant procédés qui n'avaient rien de scientifique, ni d'industriel.

5° on devra donc, à mon avis, les recommencer, mais en tenant compte de tout ce que l'on sait actuellement tant sur la culture, que sur les machines et l'on réussira en en tenant compte — autrement on échouera.

Remarques. — Il est nécessaire de faire sur cette expérience quelques remarques, d'autant que M. Hautefeuille en a fait à son sujet.

Il a fait remarquer que ces chiffres sont bien inférieurs à ceux admis au Congrès, ce qui montre la différence de la théorie et de la pratique.

Je m'étonne de cette remarque de la part d'un praticien spécialement chargé d'étudier les plantes et d'être obligé de lui faire remarquer que, chose qu'il eût dû constater car elle est visible à l'œil nu, c'est qu'une culture pérennale ne donne son maximum qu'au bout d'un certain nombre d'années — les chiffres mêmes ci-dessus le lui prouvent, la première coupe rend. 277.000 tiges de 55 grammes, la troisième en rend 3 fois autant d'un poids presque double.

Et que si l'on appliquait ce même coefficient aux 75 ou 80.000 de la seconde année, on aurait non plus 320.000 tiges au total mais 900.000 tiges — et en opérant de même la troisième année : 2.700.000 tiges.

Que M. Karpeles qui a cultivé en grand au Bengale indique pour 2 coupes (région très médiocre) 100.000 tiges par coupe pesant 7.000 kg., soit des tiges de 70 gr. ; que MM. Achard et Bremer indiquent en Indochine 580.000 tiges, en admettant même, ce qui ne semble pas être, que ce fût le total de l'année, nous sommes encore loin des 320.000 et à plus forte raison des 27.000, ce qui donne par coupe 450.000 tiges qui à. 100 gr. seulement (poids de la première année) donnent 45.000 kg. lesquels à 5% donnent 2.255 kg. de lanières ; or le Congrès a admis sur ma proposition 1.500. kg.

Calculer le rendement de la ramie sur la première année est aussi exact que de calculer le produit d'une plantation de cocotiers la cinquième ou sixième année.

M. Hautefeuille eût du mettre ses lunettes et il y a encore deux remarques à faire :

Le nombre de pieds plantés n'est pas indiqué, or il est admis qu'on peut en planter 30.000 à l'hectare et même 40.000 — or ici nous avons 27.000 tiges à la première coupe, chaque pied n'aurait donc produit qu'une tige — pas même — ils étaient bien peu vigoureux, d'autre part cela ne donne pas 3 tiges au mètre carré, voilà une culture d'une intensivité remarquable, alors qu'il peut y en avoir bien plus, j'en ai trouvé 255 au mc. au Jardin colonial de Nogent (près Paris) dans une culture bien peu dense où je circulais librement, alors qu'en Algérie, à Collo je ne pouvais y pénétrer, et le nombre était certainement 4, 5 ou 6 fois plus élevé.

M. Cowentry fait une remarque juste c'est qu'au lieu de 1 tonne on pouvait en obtenir 2, s'il n'y avait pas eu une tonne de déchet produit par la machine — c'est très juste, la machine Faure utilisée produisant plus de 50% de déchets.

D'autre part, M. Cowentry n'a pas vérifié les chiffres qu'il donne comme coût — on les lui a indiqués et il les a transcrits de bonne foi.

La main-d'œuvre est bien bon marché dans l'Inde, pour couper 45 tonnes pour 15 fr., les transporter pour 30 fr. et surtout pour décortiquer une tonne pour 1 fr. (45 tonnes pour 42 fr.) ce qui, la machine produisant 9 kg. par jour et une tonne rendant seulement avec cette machine 25 kg., ferait trois jours de décortication, soit 0 fr. 30 par jour. — On nous permettre d'être plus que sceptique. (C'est bien du Faure.)

La meilleure preuve que ces chiffres sont fantaisistes, c'est que l'affaire a fait la culbute rapide.

Donc de tout ce qui précède, il y a à retenir :

1º On peut faire 6 coupes.

2º Que ces coupes peuvent être productives et atteindre les rendements demandés pour être bénéficiables.

3º Qu'en choisissant un meilleur climat que le Berar qui est sec, le Deccan ou le sud des Indes, on peut obtenir des résultats très bons, conformément d'ailleurs à l'avis de la commission d'enquête citée ci-dessus.

ASSAM

La ramie fut cultivée en 1899 et 1900, mais elle donna de mauvais résultats par suite du terrain.

CHAPITRE III

COLONIES FRANÇAISES

Dans nos colonies, le Gouvernement a encouragé jadis par tous les moyens en son pouvoir la culture de la ramie : envoi de plants, brochures, renseignements, etc. Les nombreux télégrammes échangés entre les colonies et le Ministère de la marine ou avec le Sous-secrétaire d'Etat, les rapports trimestriels demandés aux gouverneurs, les recherches faites par l'amiral Aube pour obtenir les ouvrages publiés à l'étranger sur cette question, recherches qui furent vaines, car il n'existait aucune publication, la recherche des débouchés pour les lanières, sont la preuve de l'intérêt que portait le gouvernement à cette question.

Le Ministère des Colonies charge en 1883 M. Ney, puis en 1886 M. Fawtier de missions pour l'étude de cette plante.

Le rapport de M. Fawtier est le seul document sérieux qui fût envoyé dans nos colonies car les brochures envoyées furent celles de Kaulek, celles du capitaine Favier, lesquelles ne donnaient que des renseignements très vagues, et le rapport Favier qui, lui non plus, n'était pas fait pour renseigner les colons.

Les divers renseignements fournis par ces publications ne concordèrent pas avec les résultats obtenus ; ce fut un mauvais début.

D'autre part, les machines Rolland, puis Armand envoyées par le Gouvernement ne répondirent pas aux promesses ; la première fut rejetée à cause de son travail en sec, car il fut reconnu que l'on ne pouvait faire sécher la ramie ; la seconde à cause de son nombreux personnel pour obtenir quelques rares kilos de lanières, d'où un prix de revient considérable.

Quelques résultats meilleurs furent obtenus à la Guadeloupe avec une machine Deeth, mais les produits obtenus, l'écoulement ne put se trouver et le prix de revient était beaucoup trop élevé.

Dans ces conditions, la ramie est restée stationnaire, les colons réclamaient une décortiqueuse car ils savaient que depuis les travaux de Frémy et Urbain l'industrie était à même de traiter ce textile et que l'écoulement en était assuré.

La Section coloniale de l'Exposition de 1889 a montré l'état de la question aux Colonies.

Toutes nos colonies avaient exposé de la ramie, généralement en tiges sèches, quelques-unes en lanières obtenues à la main, mais en si petites quantités qu'il fallait de longues et patientes recherches pour y découvrir ces minuscules échantillons ; le Tonkin faisait exception, car il y avait une très belle collection de China-grass brut et dégommé exposé par des industriels d'Hanoï.

En 1900, l'on trouva beaucoup moins d'engouement pour la ramie, les échantillons exposés étaient devenus très rares.

Récemment à une exposition des textiles coloniaux, organisée par l'Office Colonial, la ramie faisait très triste figure, seul le Tonkin présentait quelques échantillons de China-grass.

La cause de cet abandon n'est pas à chercher, ailleurs, que dans l'échec des Concours de 1888-1889-1900.

En 1888, résultats nuls, en 1889 l'on attribue des hautes récompenses aux deux machines Favier et Landstherr, qui avaient échouée partout où elles avaient été présentées.

En 1900, l'on prime une machine en sec, une machine à mouvement rétrograde, deux systèmes reconnus inemployables. On en prime une troisième qui produit plus, qui est à mouvement direct, mais celle-ci ne se vend pas, elle ne vend que ses brevets. Quant à la quatrième, si elle n'a pas la moindre récompense, c'est qu'elle vallait encore moins que les autres. *(C'était la machine Michotte.)*

Je dois ajouter que je n'ai pas durant cette période, poussé nos colons à faire de la ramie, puisqu'à tous j'ai dit : le produit que vous allez obtenir est *invendable* actuellement.

Et ce pour la raison qu'à cette époque les usines qui travaillaient la ramie ne voulaient que du china-grass, or ma machine ne produisait alors que des lanières et d'autre part la plupart des usines, pour ne pas dire toutes, ne voulaient acheter que du china-grass de Chine et ce sous des prétexte tous aussi fallacieux les uns que les autres. Aujourd'hui la faim qui fait sortir le loup du bois fait sortir les ramistes de leur routine et l'on peut actuellement vendre la ramie sous toutes ses formes. — Mais la lanière trouvera toujours difficilement preneur.

Nos colonies peuvent donc actuellement se livrer à la ramie, tous les problèmes étant connus et résolus, leur seul soin doit être de choisir leur espèce et leur machine (1).

ALGÉRIE

L'introduction eut lieu en 1859 par M. Hardy, qui fut un ardent propagateur de cette culture, et depuis cette époque elle existe au jardin d'essais du Hamma en recevant de 600 à 800 mc. d'eau par an (Rivière).

En 1871, il existait une petite culture près d'Alger.

En 1874, le baron Jean de Brey, fit divers projets de culture, qui n'eurent pas grande suite.

En 1884, 11 hectares furent plantés à Bouffarick.

En 1887, il en existait 16 hectares dans toute l'Algérie.

En 1890, je ne trouvais plus que quelques mètres à la Grande-Plage, à Collo près de Bone, à Bouffarick, à Constantine et à Hammam-Meskoutine, une culture de quelques hectares existait près d'Oran, à St-Denis du Sig.

La dernière qui resta jusqu'à ces derniers temps fut celle de la Grande-Plage, où Guignet, qui fut un ardent propagateur la maintint jusqu'à sa mort en 1916, convaincu qu'il était que le jour de la ramie était proche et on peut ajouter qu'étant très honnête, il ne trouva jamais le moindre capital pour l'aider, alors que tant d'autres en trouvèrent.

Actuellement, il ne paraît plus guère y avoir que la culture d'essai du Jardin d'Alger.

Il est de toute justice de citer ici le nom de M. Ch. Rivière, à qui l'on doit plus de 40 années d'études et d'expériences sur cette question et qui publia divers rapports culturaux très appréciés que j'ai donnés dans ma première édition.

---

(1) Je signale ici que j'ai présentement preneurs de toutes quantités.

En 1909, un soi-disant syndicat de Planteurs de Perregeaux annonça qu'il établissait des cultures, était acheteur, qu'il allait exploiter à l'aide d'une nouvelle machine — non dénommée et pour cause, c'était la machine Faure — mais tout cela resta sur le papier et ne fut qu'une réclame — sans adresse.

La ramie est cependant une culture pouvant se faire en Algérie, puisque l'on peut obtenir 3 et même 4 coupes avec un rendement de 1.500 kg. et plus de lanières par coupe. Mais si cette culture est nulle actuellement, cela tient à ce que l'Algérie a été le champ propice à tous les inventeurs de machines et de procédés, qui ont tous fait de merveilleuses promesses d'achats mais ne les ont jamais tenues et pour cause.

Le résultat : le colon ayant été échaudé, se méfie et demande même l'impossible car il voudrait que l'on lui fournisse les plants, qu'on lui passe un contrat d'achat et qu'on lui fournisse une machine.

Tout cela est beaucoup trop pour qu'une Société s'y engage, et à plus forte raison un particulier.

Si on veut arriver à implanter cette culture, il faudra montrer une exploitation de plusieurs hectares, et démontrer que l'écoulement des produits se fait, mais tant que l'on se contentera de prospectus, plus ou moins anonymes, il n'y aura pas un colon qui s'y livrera.

Des renseignements fournis par M. Rivière il ressort que cette culture aura surtout son application dans la province d'Oran, il estime à 50.000 hectares dans cette province les surfaces propices.

Que sur les Hauts-Plateaux elle n'y est pas possible, vu la température hivernale.

Que les plaines de Bône et de la Metidja manquent d'irrigation.

La plaine de la Chiffa conviendrait par contre beaucoup mieux.

Les deux espèces *Utilis* et *Nivea* peuvent être cultivées ; il n'a pas été constaté d'avantages marqués de l'une ou de l'autre, en tenant cependant compte des caractères spéciaux de chacune, seule la *Candicans* qui est le *Laportea Canadensis*, donne des résultats inférieurs.

On peut faire 3 et 4 coupes avec un rendement de 40 à 50.000 kilos de tiges effeuillées par coupe et un rendement total en filasse de 4 à 7.000 kilos.

En Algérie M. Rivière nous dit :

Une première coupe naturelle, sans arrosement peut être obtenue vers le 15 mai. A partir de cette époque l'irrigation est nécessaire ; un arrosement après la première coupe, un deuxième vingt jours après préparent une seconde coupe pour le 15 juillet.

Du 15 juillet au 1er septembre, deux irrigations et une coupe.

Du 1er septembre au 1er novembre, deux irrigations et une coupe, souvent du 1er novembre au 1er février on peut faire une coupe, cela dépend des saisons et de l'exposition, sur le littoral seulement.

En régions littoralliennes, bon sol et soumis à des fumures appropriées, on obtient à l'aide de l'irrigation une coupe mensuelle pendant la forte période esterale 15 juin, 15 juillet, 15 août.

Les coupes réduites à trois en terres de qualité inférieure où l'irrigation est limitée et où l'altitude est plus accentuée, la végétation sera moins développée et la récolte moins importante.

RÉGENCE DE TUNIS

La Tunisie peut convenir comme l'Algérie à la condition *sine qua none* qu'il y ait de l'eau ; les essais qui ont été faits à Souk-el-Arba, Dahia et à l'Oued-Zargha, ont donné de bons résultats ; il en est de même de ceux entrepris récemment aux environs de Tunis.

J'ai à plusieurs reprises déconseillé la culture, vu qu'il n'y avait pas d'acheteurs ; aujourd'hui le problème n'est plus le même et l'on peut y entreprendre la ramie là où l'on peut irriguer.

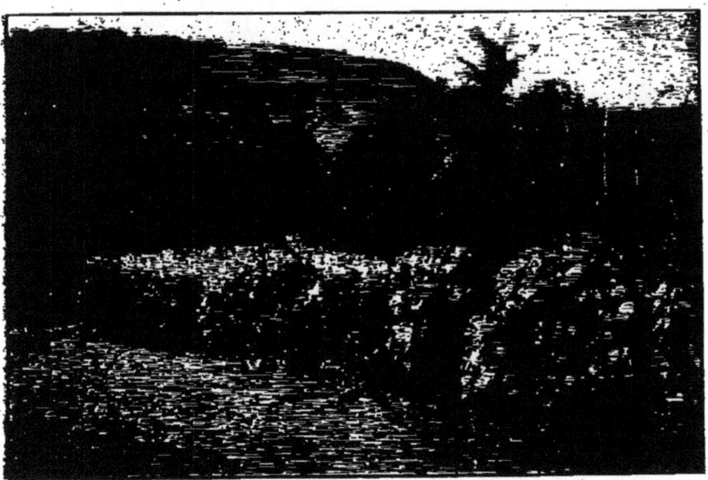

Fig. 13 — Culture en Tunisie

Nota. — En 1924, un important groupement de filateurs français et anglais, entrepris sur mes conseils d'y faire en grand cette culture et d'exploiter les déchets de tiges pour carton — après avoir acheté terrain et usine — il se butta à un fameux décret qui défend l'entrée de plantes vertes — vu le Phylloxéra il abandonna tout.

Cette réglementation est inepte — je m'y suis buté il y a 25 ans lorsque j'ai cherché y introduire des plants d'*Agave sisalana* — car outre que la ramie n'a jamais donné le Phylloxéra nulle part, on peut désinfecter les plants à l'entrée et éviter toute contamination

MAROC

La culture y a été faite dès 1878. M. Claudin y obtint 5 coupes et il avait fait l'essai d'un système de décortication à l'eau suivi d'une décortication mécanique.

Si l'on a préconisé l'Algérie et la Tunisie comme terrains de culture de la ramie et ce avec raison, il y a pour ces deux régions une réserve à faire ; là où il y a de l'eau ; c'est en effet une condition

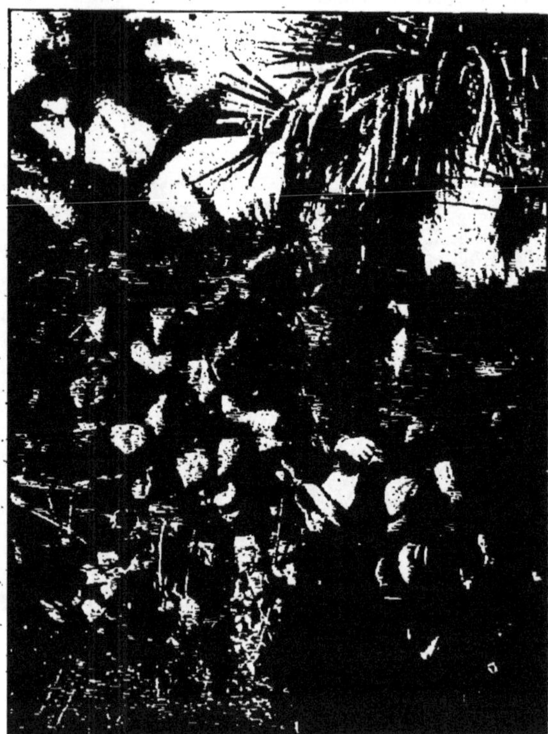

Fig. 14 — Ramie en Tunisie 1re Année

sine qua non et les cultures faites ont réussi à St-Denis du Sig, à Perregaux, là où il y a eu de l'eau par des moyens artificiels.

Au Maroc, nous avons de vastes plaines situées plus au sud que Perregaux et par conséquent sous un climat encore plus propice et dont l'expérience ci-dessus citée confirme nos indications théoriques (voir carte générale). De plus, ces plaines autrement vastes que celles de l'Algérie ont de l'eau et elles ont en plus une main-d'œuvre plus nombreuse et plus économique que celle de l'Algérie, car elle ne sera pas distraite par d'autres cultures.

D'autre part le sol y est, on peut dire, neuf, vu les procédés de culture marocains et la ramie peut donner vu l'état industriel de la question et les quatre et cinq récoltes que l'on obtiendra des bénéfices qu'aucune autre culture ne pourra produire.

Le seul inconvénient sera le défrichement du palmier nain qui est coûteux.

Le Maroc peut nous servir ; saurons-nous l'utiliser ?

Des essais sont actuellement entrepris sur mes conseils par une dizaine de colons et un syndicat d'études vient d'y être créé.

INDOCHINE

En 1906, le Gouverneur Général adressa, sur la demande de l'Office Colonial, une note sur la ramie, de laquelle nous extrayons divers renseignements que nous complétons.

La ramie (et dans ce terme je comprends toutes les plantes textiles indochinoises réunies dans le genre Bœhmeria, des Urticacées) pousse à l'état spontané, dans presque tous les climats de l'Indochine (elle croît dans les montagnes de Hung-Hoa, Ninh-Binh et de la Rivière Noire). La langue annamite la désigne sous le nom de *gaï* ou de *cay-gay*, qui sert aussi à désigner le chanvre, mais sur un ton différent.

La ramie est peu cultivée en Indochine, quoiqu'on puisse citer des cultures indigènes de cette plante, dans toute la colonie, elles sont dispersées dans un grand nombre de villages et n'occupent que des superficies relativement faibles et l'exploitation, toute familiale, ne sert que pour la fabrication locale des fils, filets de pêche et de hamacs, peu de cordages et très peu de tissus.

La culture se développerait partout si l'indigène trouvait à écouler ses produits à un prix rémunérateur.

COCHINCHINE

On rencontre en Cochinchine les espèces suivantes :

U. nivea, U. interrupta L. *(Cay-nang-haï)*. Plante herbacée de deux pieds de haut ; hispide rougeâtre, un peu rampante, feuilles cordées, ovales, serretées, hispides alternes, à pétioles longs, fleurs rougeâtres en épis longs, solitaires, interrompus, monoïques, calice mâle à quatre folioles ; quatre étamines libres, ovaire libre, uniloculaire, uniovulé ; fruit sec recouvert par le calice.

U. gemina Lour *(Nang-pau-thon-la)*. Feuilles alternes, glabres, involucres biflores, solitaires.

U. pilosa Lour *(Nang-baï-louhg)*. Feuilles alternes, velues, lancéolées, épis axillaires.

Elle vient bien dans la presqu'île du Bien-Hoa en particulier dans la province de Baria, où elle est cultivée par les Moïs et par divers riches propriétaires dans les cantons de Lang-Lap, Long-Nung, de Phuoc-Hung-Ho et de Yuyen Moc.

Elle pousse à l'état sauvage en divers endroits.

On obtient 3 et 4 coupes en terres légères silico-argileuses et le rendement serait de 580.000 tiges à l'hectare, d'après MM. Bremer et Achard.

La culture est commencée le quatrième mois annamite et les coupes se font tous les deux mois — 7e, 9e et 11e mois. La cinquième année la plantation est abandonnée. Au bout de trois ans sur le plateau de Lang-Lap et de huit ans dans le Dac-Dô.

On fume avec le fumier de porc.

En 1867, 1.000 hectares étaient cultivés, les produits exportés sur Amogy et Santon.

En 1903, une concession de 3.000 hectares avait été accordée à Baria, mais elle ne fut jamais exploitée ; on y obtenait 3 coupes donnant 20 tonnes de tiges effeuillées (1) par coupe, la machine la plus perfectionnée d'Europe échoua (2) (Pierre).

Une autre avait été faite en 1908 sur 26 hectares à Xano-Cantha avec la machine Estienne.

ANNAM

Il y aurait une production assez importante dans la province de Battambang utilisée pour les usages locaux des provinces du Nord, le Thanh-Hoa et le Nghe-an et une légère exportation vers la province méridionale de Ha-Tinh.

Au centre de l'Annam, l'on retrouve un nouveau centre de culture particulièrement dans les provinces de Phu-Yen et de Quang-Nan ; cette dernière exporte une partie de ses produits dans le Binh-Dinh.

Dans le sud, le marché est Nhu-Trang, mais tous ses produits viennent du Laos.

LAOS

La ramie y est cultivée un peu partout, mais en plus ou moins grande quantité suivant les régions, elle est localisée dans les régions suivantes : sur le Nuony-Sararane, aux tasseng de Sen-Vang et Soutabali, sur le Nuong Wapi, aux tasseng Wong-ké — — — K. hanthongnoi aux tasseng, K. hione, Lao-Wyam ; sur le Nuong Boloven, à divers villages du tasseng kunpakdi.

Toutes ces régions couvrent une surface importante des pentes nord et nord-ouest du plateau des Bolovens, formées de terres d'éboulis séculaires de la vallée de la Sédone où la terre est en couches épaisses, friables rougeâtre.

De 800 à 1.200 m. il n'y a pas de culture, les champs sont situés de 200 à 500 mètres.

---

(1) A 5% cela fait 1000 kilos de fibres par coupe.
(2) Machine Faure.

La ramie se cultive en jardin de ray — espaces qui sont abattus et brûlés et destinés à la recevoir seule — rarement on sème le riz dans les espaces intercalaires de la première année.

Le ray est desherbé en fin de saison sèche, mais ne reçoit ni laboure, ni binage, ni fumure.

On plante au début de la saison des pluies régulières — la période de plantation dure jusqu'au septième mois laotien.

Sur un ancien champ on met à nu les racines, on coupe celles garnies de chevelu et si elles sont longues on les tronçonne en bouts de 20 à 25 cm. ; les racines préparées sont transportées sur le terrain, mises à l'ombre et recouvertes de feuillages. On creuse des trous de 20 à 25 cm. de diamètre et de 10 à 12 cm. de profondeur espacées de 65 à 80 cm., on y place 3 à 4 bouts de racine et l'on comble le trou sans tasser.

Sept ou huit jours après les pousses apparaissent, 2 à 5 par trou ; à la fin du dixième mois la croissance est complète, et les tiges ont de 1,10 à 1,25. — entre temps on a opéré un déherbage du terrain.

On coupe les tiges et on les laisse pourrir sur le sol — car l'on prétend qu'elles ne possèdent pas de fibres.

Les jets coupés se développent et dès le 1er mois laotien on opère une nouvelle coupe, les tiges sont plus fortes ; on en retire les feuilles à la main, on réunit les tiges en bottes.

On les met, soit immédiatement, soit plus tard, tremper dans l'eau et avec un couteau coupant on en retire l'écorce, en pressant la partie intérieure fibreuse avec la lame et en tirant l'écorce avec la main. On sèche et l'on met en écheveau. La lanière a longueur de la tige moins les 20 à 25 cm. de l'extrémité que l'on supprime.

Une troisième coupe est faite entre le milieu et la fin du 8e mois, la croissance est lente, car il y a peu de pluies. Le cycle des récoltes 10e, 1er, 8e mois se répète durant 4 ou 5 ans, sans aucun soin du terrain. Le nombre des rejets augmente de coupe en coupe, mais la sixième année la longueur des tiges diminue et n'atteint plus que 65 à 70 cm. — on abandonne alors la plantation.

Un mun (12 kg.) de fibres est donné en bon sol par 270 m. carrés soit 445 kg. par ha.

Cette surface est en général celle, consacrée par chaque habitant. La ramie est ensuite vendue à des négociants qui viennent la chercher sur place ; elle vaut de 5 à 7 piastres les 12 kg.

Ce qui correspondrait actuellement, la piastre à 5 fr., de 2 à 3 fr. le kilo. (Extrait du Laos économique Hanoï 1924.)

Remarque. — Constatons ceci qu'au Laos en plantant à 75 cm. de distance, ce qui ne donne que 17.700 plants à l'hectare on obtient 445 kg. de fibres diminuées de ¼ coupé, c'est donc 535 kg. et pour 3 coupes 1600 kg. et ce en terrain non labouré, ni biné et que si on plantait à 30 cm soit 90.000 puds ou 5 fois plus, l'on pourrait obtenir en 3 coupes 8 tonnes et si l'on cultivait réellement, qu'il est probable que 4 coupes seraient obtenues et avec un rendement supérieur.

Nota. — On y trouve la *B. utilis* et la *B. nivea*, elle est cultivée dans la Chine annamique par les Moïs et par les Khas sur les pentes et sur le plateau de Bolovens et dans les montagnes entre le Se-Sane et le Sé-bang-Khan.

La province de Stung-Treng est le principal centre, particulièrement dans les cantons de Long-Lap et de Long-Num, où la plante supporte sans avarie la saison sèche.

En 1912, les Muongs en ont développé la culture dans la province de Nghé-Trao.

On exporte l'excédent de l'utilisation locale au Cambodge.

En 1898, 54 tonnes ; 1899, 43 tonnes ; 1905, 237 tonnes.

Plusieurs colons ont entrepris la culture, mais l'ont abandonnée faute de machines.

CAMBODGE

La ramie ou « *thmey* » croît sauvage dans tout le Cambodge, les indigènes la récoltent et la vendent aux Chinois qui en retirent la fibre.

Une culture a été établie dans l'île de Phu-Quoc.

TONKIN

La *B. nivea* y abonde à l'état sauvage particulièrement dans les bassins de la Rivière Noire et de la Rivière Claire et elle est cultivée autour des cases.

M. Hautefeuille a signalé qu'il existe deux variétés : l'une le *swan* ou jaune, l'autre le *yuman* ou rouge, qui seraient moins vigoureuses que la *B. nivea*, et deux autres variétés peu intéressantes.

Dès 1876, le Gouvernement a cherché à développer cette culture et dans ce but avait chargé M. Crozat d'une mission d'étude (1) mais celui-ci qui ignorait tout de la question n'y vit que le moyen d'imposer son système ; le résultat fut nul et plutôt préjudiciable.

En 1904, Simonnet avait créé une première exploitation de deux hectares près d'Hanoï avec emploi d'une machine « La Française », laquelle donnait 125 kilos de lanières par jour, mais la mort vint le frapper au moment où il allait la développer.

Une machine « Faure » fut essayée, elle y produisit 9 kilos par jour et fut abandonnée.

M. Hautefeuille a été depuis plus de quinze années chargé de l'étude de la ramie et des divers textiles, agaves, jutes, etc.

Nous devons dire, à notre grand regret, qu'il n'a jusqu'à ce jour obtenu le moindre résultat, si ce n'est qu'au lieu d'éclaircir la question, il l'a embrouillée, les renseignements exacts qu'il a fournis étaient connus et son dernier rapport pour mettre la question à jour ne l'avance guère, car il ne nous présente qu'un fatras de redites et d'inexactitudes où tout serait à relever et dont le seul résultat est que

---

(1) Détails dans la première édition de ce volume.

jadis on ne savait pas grand chose ; mais qu'aujourd'hui on n'en sait
non seulement pas plus mais encore moins et que la seule conclusion
à tirer serait celle-ci :

Rien à faire avec la ramie au Tonkin.

Tel n'est pas mon avis.

M. Lemarie nous a cependant appris que l'on utilise les jeunes
pousses pour gateaux.

Rendement. — M. Hautefeuille l'évalue à 600 kilos pour 3 coupes
durant une année (soit 200 kilos par coupe) et il évalue le coût des
dépenses à 50 piastres ou 125 francs et la vente à 600 francs la tonne
(soit 360 francs à l'hectare) ; dans ces conditions on n'aurait qu'à laisser la ramie à la France ou mieux à l'Algérie (1).

Cela donne 2,5 % 8.000 kilos de tiges avec feuilles et à 125 gr.
la tige 64.000 tiges par coupe ou 192.000 pour 3 coupes.

Alors que MM. Achard et Bremer en indiquent 580.000, soit le
triple et ces Messieurs, fonctionnaires de l'Agriculture, ne sont pas
agents de la machine Michotte, comme l'est M. Hautefeuille de la
machine Faure.

D'autre part, on a vu précédemment que les chiffres ne concordent
nullement et se contredisent et qu'à 200 gr. par tige cela donne 6 à 7
tiges au mètre carré.

COLONIES D'AFRIQUE

SENEGAL

Les premiers plants furent envoyés à Dakar, en 1874, par le Ministère des Colonies, à la demande du Dr Bougarel, médecin principal,
puis un nouvel envoi fut fait en décembre 1876.

Les plants furent cultivés en 1877 par MM. Guillabert et Valentin
à St-Louis, les tiges atteignirent une hauteur de 2 mètres ; très négligée
la seconde année elle vint très bien malgré cet abandon.

Une plantation y existait encore en 1890 chez les Frères de
Saint-Louis.

La culture peut s'y faire sous cette observation très juste de M. Rivière, que ces contrées présentent deux périodes bien tranchées, l'une
de pluies, l'autre sèche souvent plus prolongée que la première et que
dans ces conditions l'irrigation s'impose durant cette période.

COTE D'AFRIQUE OCCIDENTALE FRANÇAISE

Dahomey, Guinée, Côte d'Ivoire, Gabon.

Ces régions sont à climat chaud et à grandes pluies, elles conviennent donc très bien pour cette culture et M. Rivière est d'avis
qu'elles sont sous ce rapport équivalentes à l'Indochine. Un essai que
j'ai fait faire récemment a donné avec des plants avancés desséchés

---

(1) Voir en préface la discussion des énoncées de M. Hautefeuille.

des tiges de 0,75 sans aucun soins, ni irrigation ; la plante a arrêté sa végétation en saison sèche, mais a résisté.

Possessions de l'Afrique Centrale.

La plupart de nos possessions ont des climats propices à la culture. Divers essais furent faits mais le manque de machines empêcha toute exploitation.

Possessions du Pacifique.

MADAGASCAR

Des essais furent faits en 1880 sur la côte Est a Votomandry entre Tamatave et Mananjary, mais les colons y ont renoncé faute de machines.

Ile Mayotte. — Sol marécageux, climat chaud et sec, absence d'eau. donc situation défavorable.

Ile Ste-Marie. — Introduite en 1882, la ramie y vient bien.

Ile Nossi Bé. — Essais dès 1888 à Ampombilone par les Pères du Saint-Esprit, la ramie pousse très bien.

ILE DE LA RÉUNION

Préconisée dès 1881 par Raynaud, pharmacien, inventeur d'un procédé, des essais furent faits et donnèrent de 4 à 6 coupes ; l'échec du procédé Raynaud, puis d'une machine Rolland envoyée par le Gouvernement, firent abandonner toute tentative de culture.

On y trouve, d'après M. de Cordemoy : *Boehmeria stipularis* Wedd; *Bois de source noir, grande ortie ; Bois de Baume.*

Arbre commun des forêts humides.

B. *platyphylla* var *macrostachya* — *grande ortie* très commune partout sous ses deux variétés, B. *masurriessis* Bl. et *hirta*, la première principalement dans la partie Sous le Vent, l'autre à St-Leu, Bras de Jeanne, à 100 m. d'altitude.

B. *macrophylla* — Naturalisée dans les ravines du Bras-Panon près de l'Union est rare.

B. *nivea* a la suite des essais est devenue spontanée en plusieurs localités.

NOUVELLE-CALEDONIE.

Parmi nos diverses possessions, la Nouvelle-Calédonie est appelée par la richesse de son sol à voir développer chez elle la ramie.

Dès 1877, la Société Nationale d'Acclimatation y envoya des plants de Nivea et de Candicans qui furent adressés à M. Armand et plantés à Yahoué.

La culture en fut faite dans un jardin, dans une terre très forte et non irriguée, elle vint très bien et donna plusieurs coupes.

A la suite de ces essais, des plantations furent faites dans les établissements pénitenciers de Bourail et de Fonvohari, et au Diahot, en 1881, des plants provenant de Tahiti furent plantés à Noé-Nembas.

En 1888, des graines d'*Utilis* y furent envoyées par le Muséum de Paris et des essais furent faits à Canala, Hyenghène et autres points.

La culture fut abandonnée faute de machines.

La B. *platyphylla* (Don) y croît à l'état sauvage.

TAHITI.

La culture s'y était développée en 1875, mais depuis 1883, elle est abandonnée par suite de l'absence de débouché.

M. Robin, qui y a cultivé les différentes espèces, y recommande l'*Utilis* comme celle qui donne le meilleur rendement.

On y trouve la B. *interrupta* ou *Roa* utilisée contre les bronchites :

la B. *intégrifolia*

l'*Urtica ruderalis*.

POSSESSIONS DE L'ATLANTIQUE

Là, plus encore que dans le Pacifique, la culture de la ramie est appelée à un très grand avenir, car nos colonies sont proches du Mexique, qui est le pays par excellence, propre à la culture de la ramie.

GUADELOUPE.

Les deux variétés *Utilis* et *Nivea* furent cultivées, la première poussa très bien partout même sur les plateaux, mais convenant mieux aux terres voisines du littoral exposées à la sécheresse, la *Nivéa* était beaucoup moins vigoureuse et fut abandonnée.

Des plantations furent faites en divers points à la Baie-Mahault, à Sainte-Rose, et en particulier à la Goyave.

De nombreuses machines furent essayées, Bolland, Armand, Death, Barbier, Breuer, le procédé Favier, leurs insuccès furent cause de l'abandon.

B. *caudata : Bochmeriée de la Jamaïque.*

ANTILLES

L'introduction date de 1869, elle fut faite par de Laroncière, gouverneur des îles de la Société ; et Bellanger, directeur du Jardin botanique Keppa-Eyma qui la cultivèrent avec succès.

MARTINIQUE

Son introduction due à Bellanger remonte à 1870.

GUYANE FRANCAISE

L'introduction date de 1869 et est due à un voyageur qui, ayant constaté les résultats obtenus à la Havane et à la Nouvelle-Orléans, la préconisa dans la Guyane.

La colonie fit venir des plants de ces deux endroits et une pépinière fut établie au Jardin d'acclimatation de Baduel.

Pour favoriser l'extension de cette culture, des terrains furent concédés gratuitement par la colonie.

En 1876, le Gouverneur adresse au Ministère des Colonies des graines et des feuilles d'*Urtica tenacissima*, il constate que cette espèce qui est très rustique, y vient très bien et atteint 3 m. 50 alors que l'*Urtica nivea* n'atteint que 1 m. 30.

Des essais faits à Cayenne en 1873 réussirent très bien et montrèrent que l'on peut y faire 5 coupes.

AFRIQUE

La ramie existe au Sénégal, au Natal, en Abyssinie, cependant jusqu'à ce jour aucune culture n'y a été entreprise.

Excepté en 1901, une affaire belge montée pour exploiter la machine Lacôte et Marcou, qui, si elle a produit des tiges, n'a jamais pu produire 100 kg. de fibres, ainsi que je l'avais prédit à son fondateur en 1900.

A mon avis, la ramie pourra devenir dans l'Afrique toute entière une culture des plus florissantes car elle est de toutes les cultures celle qui répond le mieux aux aptitudes du nègre, il n'y a aucun travail plus ou moins méticuleux, comme pour les caoutchoucs ou pour le coton, il n'y a qu'à récolter et l'on pourra y trouver des situations de 4 à 6 coupes.

On m'objectera qu'il faudra irriguer en de nombreux points, à cela je réponds et pour le coton est-ce qu'il ne faut pas irriguer? Et, actuellement est-ce qu'on ne parle pas de 15 ans de travaux et de 80 millions de dépenses pour irriguer les plaines du Niger.

Les terres, mais là où vient le coton la ramie vient également; malheureusement, jusqu'à ce jour, tout le monde est parti sur cette utopie faisons du coton en Afrique et depuis une vingtaine d'années on dépense des millions pour acclimater le cotonnier et l'on arrive, grâce aux hauts prix dûs à la guerre, à en tirer 5 à 600 tonnes.

Et aujourd'hui on nous en annonce, grâce à l'irrigation des territoires du Niger, 4 millions de tonnes dans **80** ans.

Pourquoi ne pas nous annocer aussi les récoltes futures de la Lune, ce serait tout aussi logique.

Vu que pour cultiver et récolter ces millions de tonnes, il faudra non des milliers mais des millions d'indigènes, il faut des hommes travaillant une année complète par tonne et avec les maladies il en faut au moins 50% de plus, alors que toutes nos colonies africaines n'avaient avant la guerre de 1914 et la maladie du sommeil que 3 habitants en kilomètre carré et par suite à peine un utilisable et en réalité pas un par kilomètre.

Les 4 millions de tonnes se réduiront à *quatre douzaines* de tonnes et encore y arrivera-t-on jamais?

Si l'on avait dépensé pour la ramie ou les Hibiscus, ou les Kapotiers le cinquantième de ce qu'a coûté jusqu'à ce jour le coton en Afrique, nous serions depuis beaux jours les premiers producteurs textiles du monde; malheureusement, l'ignorance des uns, le j'm'en fischisme démocratique des autres ont fait écarter la ramie pour le coton et personne n'a voulu voir ni l'erreur du coton, ni son impossibilité pratique — sans compter le reste — de son exploitation partout et surtout par dessus tout en Afrique (1).

Si la Commission des Indes dit : l'Inde peut devenir le plus important producteur du monde de ramie, j'ajoute et l'Afrique aussi, plus encore peut-être que l'Asie.

EGYPTE

La ramie a été cultivée en 1872 par le Dr. Burgres Bey, dans son jardin du Caire et Marini en apporte les plants; le Professeur Gastinel-Bey, directeur de l'Ecole d'Agriculture du Caire, était d'avis qu'elle donnerait de bons résultats.

En 1889, des plantations furent faites à Zagazig près de Port-Saïd où près de 200 hectares furent plantés par la Société La Ramie française. (Favier.)

Ce fut un échec dû à une double raison : la première, le terrain argileux et la seconde l'échec du système de séchage et de décortication en sec de Favier (d'Avignon).

Elle a été cultivée à Ghezireth, dans les propriétés de Nubar Pacha.

Le climat de l'Egypte ne se prête à la culture de la ramie qu'en certains points, car on a à redouter les vents d'ouest qui soufflent avec impétuosité fin avril et fin juin et qui étant chargés des sables du désert détruisent toute végétation.

Le terrain s'y prête peu, les terres sont argileuses et les rhizomes ne pouvant se développer, les pieds meurent la seconde année; de plus, par suite des inondations du Nil, les pieds doivent rester trois mois sous l'eau, c'est leur destruction complète, et dans les endroits où l'inondation ne se fait pas sentir, il est difficile d'irriguer.

Pour cultiver la ramie, il faut le faire dans des terrains à l'abri des inondations et des vents de sable, avec de l'eau à proximité et dans des sols factices en creusant dans le sable, des fosses de 60 cm. de profondeur que l'on remplit de terres arables; on ne peut employer ce moyen dans l'argile, car outre la difficulté, l'eau restant confinée dans cette fosse, y pourrit les rhizomes.

Le prix d'un hectare planté par ce système était jadis d'au moins 2.000 fr. et la culture en sera assez difficile, car il ne faut compter que très peu sur la main-d'œuvre indigène; le fellerah travaille un peu

----

(1) Voir "Le coton; sa disparation" par F. Michotte 1924.

pour lui à la condition d'être très fortement aidé par le Nil, mais lorsqu'il travaille pour l'Européen son travail est presque nul, actuellement l'hectare vaut 50.000 fr.

C'est une des causes qui nuit le plus à l'Agriculture égyptienne, où le sol donne une grande abondance de produits végétaux mais dont la récolte est impossible par suite du manque de bras et du faible travail fourni malgré un salaire très élevé

La culture de la ramie pourra certainement se faire en certains endroits, mais il faudra opérer mécaniquement les coupes, binages, etc. chose facile.

CONGO BELGE

Introduite en 1895, dans le Gouvernement de Bana, elle fut reprise en 1906 à la Rivière des Crocodiles, puis de 1900 à 1903 au jardin d'Ealea par le frère Gillet qui planta un demi hectare en B. *nivea* et en B. *tenacissima* et la obtint de bons résultats.

Le manque de machine empêcha le développement de la culture.

Actuellement des plantations y sont faites d'après mes conseils, l'une par un Belge, l'autre par un Français.

POSSESSIONS AFRICAINES ANGLAISES

La culture a été essayée en 1900 dans les Jardins d'essais d'un protectorat de l'Est africain et dans celui de la Rhodesia à Fort Jameson, elle a donné de bons résultats.

NYASSALAND

Culture sans succès même avec irrigation.

SIERRA LEONE

B. *nivea* : *Lutchiga blanco.*

La plante est tuée par la période de sécheresse ; elle a été essayée sur 24 hectares à Kangahrer puis a été développée sur 80 hectares et exploitée par deux machines, non dénommées, depuis elle a dû être abandonnée.

GAMBIE

Des essais ont été faits récemment, mais les longues périodes de sécheresse montrent que ce climat ne lui convient pas.

Note :

ILE DE CHYPRE

Elle fut essayée en 1906 à Tricoma près de Nicosie.

AMERIQUE

—

ETATS-UNIS

La ramie a été introduite par L. J. Bruckner en 1855, elle provenait du Jardin botanique de la Jamaïque puis en 1870 on la trouve cultivée en Floride, en Georgie, dans la Caroline du Sud, elle est cultivée en Californie depuis 40 ans ; de nombreux essais ont été faits dans le Maryland, la Virginie, le Texas, la Louisiane.

Diverses Sociétés se sont montées, toutes pour exploiter des machines américaines ; disons à ce sujet que les Américains si habiles dans la machine-outil et dans la machine agricole, n'ont pas fait preuve de la même Science dans leurs machines à décortiquer.

Toutes les machines créées ont été des écraseuses, plus ou moins monumentales, mais non des décortiqueuses, ou des dispositifs imités des machines françaises, qui ne pouvaient avoir et qui n'ont eu aucun succès.

Les concours qui y ont été fait, ont eu tout autant et même beaucoup moins de succès que ceux de Paris. En 1888 une seule machine américaine s'est présentée à Paris, elle n'a rien pu traiter.

Dans les divers essais on a cultivé les deux *B. utilis* et *nivea* ; dans les régions avoisinant le Golfe du Mexique l'on a obtenu des résultats assez encourageants.

M. Hilgrand, Dr. de la Section agronomique a obtenu à Berkeler (Californie) deux coupes : en quatre années, la moyenne a été :

Première coupe : 32.000 kg. à l'hectare, tiges vertes effeuillées,
7.000 kg. 	„ 	„ 	sèches
rapport du vert au sec 22% soit 1.600 kg. de fibres.

Deuxième coupe : 11.500 kg. à l'hectare tiges vertes effeuillées,
4.000 kg. 	„ 	„ 	sèches
rapport du vert au sec 36%; soit 550 kg. de fibres.

L'Etat s'est occupé de cette culture d'une façon assez suivie, il a organisé deux concours, a accordé des primes et Ch. Richard Dodge a donné dans ses diverses publications de nombreux renseignements et a signalé en 1893 des Compagnies montées dans les Etats du Golfe. (Voir figure en tête de ce volume.)

Néanmoins, jusqu'à ce jour, la culture n'y a fait aucun progrès et j'ai tout lieu de croire que cela a eu pour cause primordiale l'échec absolu des machines qui n'ont pas laissé la moindre illusion d'une solution possible. La machine Favier y a été essayée sans succès naturellement.

CUBA

L'introduction de la ramie y a été faite en 1867 par Ramon de la Sagra, qui y envoya des graines provenant de l'envoi de Dabry à la Société d'Acclimatation de France. Elle y avait acquis une grande

Importance et il y a existé des plantations, l'une d'elles avait 40 hectares et aurait été développée si les essais de machines faits avaient réussi, mais par suite des insuccès successifs, les propriétaires abandonnèrent.

MEXIQUE

Introduite en 1857 par Goudeau, Consul de France à la Nouvelle-Orléans et par Benito Roezl, botaniste de Mexico, qui importèrent des plants de la Jamaïque.

Le Mexique est un pays de production des textiles, aussi la ramie y fut-elle bien accueillie et sa culture favorisa le Gouvernement.

On la trouve en 1871, cultivée dans la Cordoba, donnant trois coupes vigoureuses.

En 1886, le Gouvernement publia un ouvrage *Destinado à la culture et au bénéfice de la Ramie*, lequel réunissait les documents des pays d'origine.

En 1890, une Société fut montée sous la présidence du Ministre de l'Agriculture G. Pancheko, pour la culture et l'exploitation; malheureusement cette Société fit du défrichage un article d'exploitation culturale, et voulut exploiter du même coup le procédé Ocha qui ne réussit, en fait de décortiquage, qu'à faire de la pâte à papier.

Ce fut un échec mortel pour l'essai de la plante.

En 1902 on la propagea dans le Michoacan.

Actuellement il existerait à San-Diego des champs de culture, laquelle produirait deux coupes donnant beaucoup avec feuilles et les tiges ayant de 1,10 à 3 m. de hauteur, un autre dans l'Etat de Vera-Cruz.

En 1907, on en fit planter aux cultivateurs; cette tentative fut un échec.

GUATEMALA

L'introduction date de 1886 et édita du Gouvernement un petit traité de culture pour répandre à la propagation, mais l'ancienneté des procédés amenèrent l'échec de la culture.

PARAGUAY

La *Boehmeria* existe à l'état sauvage dans les îles et bords des fleuves.

Des essais de culture ont été fait donnant 4 coupes.

VENEZUELA

Les premiers plants importés à Caracas le furent par M. Sluyz, consul de la République.

Frais :

	1ʳᵉ anné	2ᵐᵉ année et suivantes
Préparation	147,60	
Fumier	20,—	
Transport	20,—	
Plantation	22,60	
Soins	20,—	120,—
Coupe des trois récoltes . . .	30,—	80,—
Engrais	90,—	
	350,20	200,—

L'extraction se fait à la main et coûte 0 fr. 40 les 6 kilos, ce qui donnerait un total de fr. 2.850 pour les cinq premières années, lequel ajouté aux frais annuels de fr. 1.150 donne fr. 4.000 plus fr. 570 d'emballage transport, soit fr. 4.570.

Le rendement était de fr. 5.375 à fr. 26 les 100 kilos, il reste un bénéfice de :

$$\text{fr. } 5.375 - 4.570 = \text{fr. } 805.$$

En 1905, des plantations furent entreprises par la Rameh Union, le rapport de l'inspecteur d'agriculture M. Drust, dit :

« On peut obtenir 80.000 tonnes de tiges à l'hectare. Il n'indique pas si c'est vert ou sec. (La machine Faure employée ne travaillant pas en sec. C'est donc le poids vert effeuillé.)

La culture a été abandonnée vu que, même en *vendant un très bon prix* on travaillerait encore en perte.

Il estime qu'une machine Estienne permettrait d'obtenir de meilleurs résultats.

BRESIL

Le Brésil est également très propice à la culture, 4 à 6 coupes pourront y être faites.

Une société d'exploitation y fut fondée vers 1896, exploitation par les machines « La Française ».

Elle échoua, car les plantations furent faites dans un terrain de sable, aride et sans eau; les rhizomes sortirent de quelques centimètres et ce fut tout.

Plus récemment en 1909, un comptable de Paris, M. Trebucq alla s'y établir avec une machine et un procédé de dégommage de son invention et rechercha des capitaux pour les exploiter. Machines et procédés étaient dérivés des miens qu'il avait cru connaître et s'approprier.

Les Brésiliens considèrent l'invention à sa juste valeur et se méfièrent; ils eurent raison car l'exploitation était vouée par avance à un échec certain, et sa malhonnêteté ne lui a pas réussi.

Une culture y existerait dans la province de Santa-Catharina et entrerait en exploitation sous peu.

B. caudata Retz. Assa peix; abonde dans la région où elle est spontanée, tiges de 2 mètres utilisée comme textile à Bahia.

RÉPUBLIQUE ARGENTINE

Introduite par M. Wagner, Consul de France, grâce à l'aide de la Société Nationale d'Acclimatation de France, elle y existe et divers essais furent faits.

M. Lemercier, à Tucuman, a obtenu 4 coupes à 400.000 tiges à l'hectare pesant 80.000 kilos et donnant 2.000 kilos de filasse; il utilisa la machine Faure et abandonna.

M. Hamonet a fait égalemnt des essais de culture très suivis.

A signaler une exploitation à San-Fernando à l'aide des procédés Newman par une société « La Tisseuse Sud-Américaine ».

On traitait les tiges par procédé chimique puis on les décortiquait avec la machine Newman.

Cette exploitation, si elle a été créée, ne paraît pas avoir donné de résultats.

La ramie vient très bien mais seule la machine Faure fut envoyée et son échec fit abandonner la culture.

Tout récemment un ingénieur-agronome établi dans la province de Missionnés au Nord-Est de l'Argentine m'a donné les reiseignements suivants :

Elle croît naturellement en forêts, on la cultive entre les lignes de *Maté Ilex paraguayensis* (1) sur les bords du Parana, à raison de 20.000 à 40.000 pieds en terrain argilo-siliceux; elle donne de 5 à 7 coupes de 0 m. 80 de hauteur; 40.000 tiges à l'hectare et de 600 à 800 kilos de fibres par coupe.

Après leurs récoltes, les Paraguayiens traversent le fleuve et viennent travailler la ramie chez les colons.

PEROU

Le sol et le climat favorables, l'irrigation facile grâce aux Cordillières, ont permis divers essais qui ont donnés de 4 à 5 coupes mais aucune culture en grand n'y existe.

BOLIVIE, CHILI, URUGUAY, NICARAGUA

Ces différents Etat sont, par leur situation géographique et leur sol, éminemment propres à la culture de la ramie, divers essais ont eu lieu et ont donné de très bons résultats.

____

(1) Ce qui est une erreur, la ramie étant envahissante.

AUSTRALIE

La ramie a été introduite au Queensland vers 1867, et dans la Nouvelle Galles en 1901. Nous trouvons dans une notice sur les « Végétaux cultivés dans l'Etat du Queensland » la note suivante, laquelle fut reproduite par la Société Nationale d'Acclimatation :

« Parmi les plus importantes de ces plantes, il faut citer la ramie, » *Urtica nivea*, qui, au point de vue de la culture, a donné des résul» tats plus heureux que l'on ne devait s'y attendre. Dans le but de se » rendre compte si cette culture pouvait s'adapter au climat du » Queensland, on n'avait pris aucun soin spécial, on s'était contenté » de la planter et de l'abandonner à elle-même. Quoi qu'il en soit, sa » vigueur et la rapidité de son développement ont été surprenantes et » la seule circonstance qui soit à déplorer est l'absence d'appareils » mécaniques convenables pour préparer la fibre de manière à pro» duire un article commercial.

» Les expériences que j'ai faites m'ont appris, à ma grande satis» faction, que le climat du Queensland est bien plus favorable pour » la culture que celui de la Chine. En effet, tandis que dans ce dernier » pays, la ramie a complètement besoin d'être l'objet d'une surveil» lance active et de soins attentifs : d'être arrosée, sarclée, protégée » contre le froid, etc., on plante dans le jardin botanique de Oxusland » les racines vers le mois de novembre et l'on n'a plus besoin de s'en » occuper jusqu'à ce que la plante soit arrivée à son complet dé» veloppement. »

En 1901 des essais furent entrepris sur deux hectares et demi dans la Nouvelle-Galles du Sud à la station expérimentale de Wollongbon ; la ramie y vint bien et on la décortiqua avec une machine Faure ; les produits furent envoyés en Angleterre pour être dégommés; ils furent reconnus bons, mais la fibre manquant de longueur.

Aucune suite ne paraît avoir été donnée à ces essais.

Malgré cet échec l'Australie est, à mon avis, une future productrice de ramie.

CHAPITRE IV

EUROPE

FRANCE

Les essais de culture de la ramie ont été faits pour la première fois en 1815, ils ont été suivis de divers essais en 1856, puis en 1864, au Jardin d'Acclimatation ; en 1867 de nombreuses graines furent distribuées.

En 1881, la publication Favier fit faire de nombreux essais dans le Midi de la France, essais qui furent continués de divers côtés jusqu'en 1889, on en fit également au Muséum de Paris.

A cette époque des essais plus importants furent entrepris à Genevilliers (près de Paris) dans les terrains irrigués avec les eaux d'égouts, ils se poursuivirent jusqu'en 1890

Partout le résultat fut le même, la ramie pousse, atteint de 1 m. à 1 m. 50 et gèle l'hiver. L'on obtient péniblemnt une coupe ; des tiges très peu nombreuses. Toute la récolte ne paierait pas les frais même en l'achetant un prix très élevé.

Ma conclusion était donc ne rien faire en France.

Mais depuis l'étude que j'ai faite des plantations du Jardin Colonial de Nogent-sur-Marne, j'avoue que je suis très perplexe et je ne suis pas loin de conclure que ma conclusion, quoique résultant de nombreux essais, a peut-être été trop radicale.

Voici en effet les résultats trouvés en choisissant des carrés et en étudiant divers pieds, coupant et pesant les tiges de chacun et prenant la moyenne par mètre carré.

PAR PIED   B. NIVEA

	Poids moyen des tiges	Nombre de tiges	Poids moyen des tiges	Nombre des tiges à l'hectare	Poids de la récolte	Tigelles non comprises	Rendement en lanières
1er carré	3.420	Min. 18	130 gr.	720.000	93.000		2.300
		Max. 42	81	1.680.000	136 000		3.400
		Moy. 26	110	1.040.000	114.000	25 à 40	2 300
2e carré	0.760	8 de 1.40	80				
		6 de 0 80	54	560.000	31 000	12	867

B TENACISSIMA

	Poids moyen des tiges	Nombre de tiges	Poids moyen des tiges	Nombre des tiges à l'hectare	Poids de la récolte	Tigelles non comprises	Rendement en lanières
		par mc.					
3e carré	3.140	126	100	1.260.000	126.000	35	3.780
4e »	2 800	180 tiges					
		75 tigelles					
		255	60	2.550.000	111.000		3.300
5e »	5.100	12	425	480.000	204 000	20	6.100
	4.950	12	430	48.000	198.000	20	5.900

CANDICANS (Laportea canadensis)

	Poids moyen des tiges	Nombre de tiges	Poids moyen des tiges	Nombre des tiges à l'hectare	Poids de la récolte	Tigelles non comprises	Rendement en lanières
1er carré	0.675	6 de 1.80					
		8 de 0.90	67	360 000	27.000	10	540
2e carré	2.250	10 de 1.45					
		23 de 1.—					
		15 de 0.40	70	1.320.000	90.000	15	2.250
				avec tigelles			
				1.920.000			

Mr Faure à Limoges pour culture datant de 1900 judique

	Poids moyen des tiges	Nombre de tiges	Poids moyen des tiges	Nombre des tiges à l'hectare	Poids de la récolte	Tigelles non comprises	Rendement en lanières
		150	100	1.000.000	100.000 t		3 000

Les deux espèces cultivées par M. Goncet de Mas ont donné les rendements suivants :

		Nombre des plants	Poids en kgs. tiges avec feuilles		tiches sèches en kgs.	Lanière	à l'ha
1re année	1 hectare	40.000		18.000	1.800	400	400
2e année	1/4 hectare	10.000	1re coupe 34 150 2e 31.600	} 65.750	6 575	1.180	4.720
3e année	1/4 hectar	10.000	1re 41.200 2e 39.700	} 80.900	8.000	1.600	6.400

Pour 10.000 plants ou 1/4 de hectare

Nivéa	6.000 tiges sèches	1.030 kg. lanières	17,20 %	4.000 à l'hectare
Utilis	8.000 » »	1.600 » »	19 90 %	6.000 » »

Les plantations étaient en Vénétie, aux environs de Padoue, dans une vaste plaine. L'Utilis eut une végétation beaucoup plus active et était mûre fin Août, la nivéa seulement en Octobre. La seconde année, l'*Utilis* pouvait être coupée fin Juillet, puis en Octobre, tiges de 1 m. 50. La *nivéa* eût une coupe fin août, tige 1 m. 20 et une seconde fin Octobre, avec des tiges de 1 m. seulement.

La question de cette culture avait été reprise en 1889 par la Chambre de Commerce de Pavie mais elle reste en suspens, le concours de 1889 n'ayant pas donné de résultats tangibles.

Actuellement une importante plantation s'organise dans le sud.

ALLEMAGNE

La question de la culture de la ramie a intéressé l'Allemagne et dès 1868 des essais et des recherches furent entreprises par le Dr. Grothe, directeur de fabrique à Rummelsburg, près de Berlin.

En 1876/77, il se livra à de nouvelles études, à la suite desquelles plusieurs personnes se réunirent et formèrent une commission dite « de la Ramie » dans le but de propager par tous les moyens la culture et l'étude de la ramie et des plantes analogues.

L'ouvrage du Dr. Grothe et du professeur Bouché, *Ramie, Rhéa, Chinagrass und Nesselfaser*, fut le résumé des travaux de cette commission.

Cet ouvrage fut, dans un but de vulgarisation, distribué à tous les membres du Parlement.

A la suite de cette publication, des Sociétés et comices agricoles plantèrent l'ortie ; d'autre part, plusieurs brochures et nombreux articles en furent extraits.

La question de la ramie arriva même à intéresser le Gouvernement autrichien qui adjoignit à la Commission berlinoise plusieurs membres, dont le professeur Haverlandt, de Vienne ; ces Messieurs, tout en reconnaissant la valeur de la fibre de ramie, ne furent pas d'avis d'en

Elle fut propagée par Ramon de la Sagra, membre correspondant de l'Institut de France, qui publia une brochure intitulée : *Description et culture de l'Ortie de Chine*.

Cette brochure, très complète et parfaitement rédigée comme historique, description de la plante et procédés employés en Chine, fut la première publication sur ce sujet parue après le mémoire de Decaisne.

Elle ne donne aucun chiffre ni renseignement sur la culture en Espagne ; les chiffres de rendement donnés sont ceux obtenus à Jersey, et ils sont fantaisistes.

La ramie n'y fut cultivée que peu après, en 1875 ; 10.000 plants furent envoyés de France à M. de Amezaga ; ils provenaient des plantations de Port-Vendres.

Ces plants avaient été placés hâtivement dans des terrains non préparés, ce fut un insuccès.

Antérieurement, une plantation en fut faite en 1883, à Torroella de Montgri par la Société « La Ramie française ». Ce fut un échec.

En résumé, pas de culture ; or, on obtiendra certainement partout deux coupes et probablement trois, peut-être quatre vers le sud de l'Espagne avec des soins ; la culture y sera donc rémunératrice, et doit y être encouragée.

Comme espèce, la Nivéa.

Tout ce qui vient d'être dit peut s'appliquer au Portugal parfaitement situé pour cette culture dans toute son étendue ; divers essais furent faits mais sans suite.

AUTRICHE-HONGRIE

La ramie y a été cultivée et le résumé des essais a été donné par M. Moer, directeur des travaux d'acclimatation du Jardin de Budapest.

Il en résulte, d'après lui, qu'il y a possibilité de croissance sous la latitude et le climat de la Hongrie, pour les orties indiennes (Bœhmeria tenacissima et nivea).

La ramie a 3 m. de hauteur, cultivées depuis cinq ans, elles ne sont ni couvertes ni protégées en hiver et croissent à leur volonté depuis deux ans.

Ce Jardin n'étant nullement dans de bonnes conditions pour l'acclimatation des plantes, on peut considérer ce résultat comme une preuve probante pour l'importation de cette plante, surtout pour le sud de la Hongrie et de l'Esclavonie, où la ramie sera une plante industrielle de grande valeur.

L'auteur termine en recommandant de recouvrir l'hiver les jeunes plants de fumier.

A la suite de ces essais, un rapport fut demandé par le Ministre de l'Agriculture et du commerce à M. José Machek, professeur au Polytechnicum.

Ce rapport, qui ne donne rien que ce que l'on a déjà vu précédemment, recommande d'employer une plantation dense pour que le feuillage conserve à la terre sa fraîcheur et évite le développement des mauvaises herbes. Il termine en recommandant [illegible]

Un rapport du professeur Ladisla, de W[illegible] prouve la culture de la ramie en Hongrie.

En dehors de ceci, il y a à tenir compte du prix [illegible] Hongrie, ainsi que je l'ai constaté, et qui détermine [illegible]

ANGLETERRE

Certains écrits prétendent que des choux [illegible] dans les terres du duc de Wellington in Strand [illegible] au jardin botanique de Londres; c'est [illegible] quelque peu de ramie chez elle, l'Angleterre [illegible] courra aux Indes, et ne chercherait pas de [illegible]

La ramie peut, certainement [illegible] Allemagne, mais à titre de curiosité.

BELGIQUE

La ramie fut cultivée en Belgique [illegible] joséphistes, par Bernardin, profess[illegible] [illegible], qui publia en 1871 une broch[illegible] intéressait pour les travailler, [illegible] [illegible] chimique [illegible]

Si, en France, l'avenir de cette [illegible] en Belgique.

La culture de la ramie [illegible] qu'au dit l'État libre du Congo, où [illegible] [illegible] et être très profitable.

[illegible]

[illegible]

[illegible]

[illegible]

DEUXIÈME PARTIE

CULTURE

LIMITE DE LA VÉGÉTATION

La limite de la végétation de la plante se trouve nettement renfermée entre les deux degrés 40 de latitude Nord et Sud : une très légère exception a lieu pour le Midi de l'Europe où les lignes isothermes moyennes annuelles se relèvent quelque peu et font un crochet qui passe par le Nord de la France.

L'extrême limite de croissance complète, c'est-à-dire là où la plante croît et murit, est située entre les isothermes 10° Nord et Sud ; entre ces limites, la puissance de végétation croît très régulièrement avec la température et le nombre de coupes suit et progresse très exactement suivant les lignes isothermes moyennes annuelles, sous réserve des conditions d'altitude et de terrain, et d'humidité nécessaire.

On trouve alors au Nord et au Sud de l'Equateur les zones suivantes (voir carte en fin de volume) :

Entre 24 à 26° — 7 coupes
24 à 22° — 6
22 à 20° — 5
20 à 18° — 4
18 à 16° — 3
16 à 14° — 2
14 à 12° — 1

Climat. — La ramie est une plante tropicale pouvant vivre dans des climats plus tempérés, mais avec une puissance de végétation moindre, tout en demandant encore un climat spécial ; à une grande chaleur doit être jointe une grande humidité.

La sécheresse — même occasionnelle — arrête la végétation, dessèche les tiges et tue la plante.

Froid. — Cette question n'est pas élucidée : suivant diverses expériences, la plante ne supporte pas le froid, suivant d'autres, elle résiste très bien ; personnellement notre enquête en France conclut à sa destruction, la plantation faite à Gennevilliers, près de Paris, a été détruite, mais il faut ici tenir compte que l'on était ici dans des terrains irrigués à l'extrême par les eaux d'égout.

De plus, il n'est pas dit dans la plupart des cas si l'on a eu affaire à l'U. Utilis ou à l'U. Nivea.

Or nous avons vu précédemment que l'U. Nivea est la plante des climats tempérés, donc, et d'après M. Rivière, elle résiste à de légers froids.

Il y a donc là une étude à faire, qui a son importance, vu que d'après ces résultats on pourra ou non cultiver la ramie en Europe.

Pour établir une culture il ne suffit donc pas de se rendre dans un pays réputé bon et de s'établir n'importe où ; plus d'un échec de culture a été dû à cette manière d'opérer ; mais d'étudier soigneusement le climat et l'endroit choisis.

Hygrométric. — Il est aujourd'hui établi que la ramie demande de l'eau et même beaucoup d'eau, que cette humidité doit être constante et régulière, et que durant une période de sécheresse, même courte, la végétation se ralentit et s'arrête.

La ramie doit recevoir annuellement de deux à trois mètres d'eau, qu'à moins elle végète et qu'à moins de 1 m. 25 elle ne vient pas. De plus que la régularité des pluies est nécessaire, qu'une contrée où il y a deux périodes, l'une nettement sèche, l'autre de grandes pluies ne peut convenir qu'à moins, durant la période sèche, l'on puisse disposer d'une irrigation très sérieuse.

Ce cas est celui de nos possessions du Congo, du Sénégal et du Soudan.

Irrigation. — L'irrigation est une condition sine qua non partout où l'on n'a pas une humidité régulière et constante et cette irrigation doit être d'autant plus importante que la température ambiante est plus élevée. M. Rivière estime à 1.500 mc. d'eau la quantité nécessaire mensuellement par hectare.

Vent. — Une région soumise à des vents violents convient mal ; non seulement les tiges ont une tendance à se briser, mais encore se ramifient.

Terrain. — Tous les axiomes ont été émis au point de vue culture entre autres, celui que la ramie pousse dans n'importe quel terrain, ce qui est une erreur.

En Egypte, les plantations établies dans des terrains argileux n'ont rien produit ; au Brésil, celles faites dans des sables, de même.

Il faut des sols profonds et légers pour permettre aux racines traçantes de la plante, leur développement normal.

Les terrains légers silico-argileux, argilo-calcaires, riches en humus sont à préférer ; les terrains salés ne conviennent pas, de même ceux peu profonds à sous-sols argileux.

En Asie, l'on a obtenu de bons résultats dans des terrains défrichés de forêts vierges, dans des vieux bois de bambous. Les sols lourds peu profonds, les terres fortes ne conviennent nullement, il en est de même des terrains marécageux ou inondés ; tout croupissement d'eau, même très court, au pied de la plante, la détruit.

» Mais parmi les caractères précités, il en est un relatif à la végétation qui n'est pas assez connu malgré son intérêt au point de vue cultural et économique. Il réside dans la nature monocarpique des tiges, c'est-à-dire que ces dernières disparaissent d'elles-mêmes, séchant sur pied après leur fructification. En d'autres termes, on constate que dans les climats tempérés de la zone de l'olivier et de l'oranger, les tiges fleurissent à l'automne, fructifient à la fin de cette saison et que cette phase est la dernière de la vie aérienne de la plante. Laissées sur leur souche vivace, les tiges se dessèchent rapidement, se désorganisent, puis la souche reste privée de vie apparente jusqu'au premier printemps.

» Cette dernière coupe de tiges florifères, point important à faire connaître, est de mauvaise nature et inutilisable si elle n'a pas été faite avant l'apparition des inflorescences. D'après divers essais faits dans des climats différents, il ressort que l'*Urtica nivea* se plaît moins dans les pays tempérés-chauds et encore moins dans les zones chaudes où il donne des floraisons constantes, nuisibles au développement de la tige; il est évident que le rendement brut et la qualité de la matière fibreuse se ressente de cette végétation anormale.

» Dans les pays tempérés à hiver peu marqué, mais se traduisant cependant par des petites gelées ou des grêles, la trêve de la végétation n'expose pas les organes aériens au hasard des intempéries auxquelles les tiges jeunes, herbacées et feuillues sont très sensibles.

» Cette ortie est donc la plante des pays tempérés, c'est-à-dire n'exigeant pas pour croître de fortes chaleurs au printemps et à l'automne et pouvant supporter des abaissements de température un peu au-dessous de zéro puisqu'elle est privée pendant l'hiver des végétations aériennes.

» En règle générale, on peut poser en principe que l'Urtica nivea ne donnera de résultats économiques que dans la zone tempérée et à la dernière limite de la végétation encore productive de la canne à sucre et du bananier.

» On a eu autrefois dans les cultures une variété de la précédente, peut être une espèce, Urtica candicans, reconnaissable par ses feuilles plus feutrées, plus duveteuses en-dessous, plus verdâtres en-dessus, par des tiges très vertes, légèrement tortueuses, plus dures (1).

» Depuis une vingtaine d'années on a, dans certains cas, multiplié l'Urtica nivea par semis, mais aucune variété ni forme particulière, n'ont été signalées.

» Cette ortie fructifie abondamment dans les pays tempérés et ses graines sont fertiles : au jardin d'essai d'Alger les récoltes en sont abondantes depuis plus de 40 ans.

---

(1) Actuellement classée comme Laportea canadensis.

[illegible] le semer, pour une maison [illegible] [illegible] l'entier développement de la plante.

Première méthode. — On laboure soigneusement l'emplacement qui doit(?) se faire les semis; on y trace des planches et [illegible] puis on remplit ces trous avec un mélange par parties égales [illegible] jaune et de crottin de mouton que l'on étend régulièrement [illegible] quel on répand la graine, on saupoudre avec du sable fin, puis on [illegible] rose et l'on répète l'arrosage tous les jours entre 4 et 5 heures de l'après-midi.

Deuxième méthode. — On choisit un emplacement que l'on [met à] l'abri du soleil à l'aide d'une toile légèrement surélevée [illegible] au-dessus du sol, ou bien on emploie des châssis(?) de [illegible] et de 2 à 3 mètres de long qui semels(?) on garnit les deux [illegible] de roseaux ou des feuilles de palmiers de bananiers.

On [illegible] le sol en deux parties pendant [illegible] [illegible] du fumier que l'on recouvre ensuite [illegible] [illegible] [illegible] qu'on recouvre d'une légère couche de terre mouillée.

On mélangera la graine avec 10 fois son volume [illegible] [illegible] [illegible] [illegible] et l'on [illegible] [illegible] [illegible] à l'aide d'une [illegible] on laisse, de place, [illegible] recouvrir d'un léger panneau de [illegible].

[illegible several lines]

On repique pendant la période de germination [illegible] [illegible] jours suivants, [illegible] [illegible] [illegible]

[illegible several lines]

Troisième méthode. — [illegible] [illegible] [illegible] [illegible] on couche chaude sous verre(?) [illegible]

[illegible]
[illegible]
plante pendant 8 ou 10 jours(?) [illegible] [illegible] [illegible]
[illegible]

[illegible]
[illegible]

Nombre de plants. — Si l'on examine les cultures, l'on voit que deux méthodes sont pratiquées. Aux Indes, en Chine et à Cuba (1), c'est la plantation claire : 7.500 pieds seulement à l'hectare, soit 1 m. 20 entre chaque pied en tous sens.

En Algérie, la plantation intensive 90.000 pieds à l'hectare soit 0 m. 30 en tous sens, entre chaque pied.

Il est de toute nécessité d'avoir une plantation serrée si l'on veut obtenir des tiges fines droites, nombreuses et non ramifiées. Les tiges fines donnent un meilleur rendement, leur nombre doit être d'au moins 50 au mètre carré.

Nombre de pieds. — Comme on a pu le voir, on plante de 10.000 à 90.000 pieds à l'hectare. Combien doit-on en mettre ?

Éliminons 10.000, c'est de l'horticulture et non de la culture.

Prenons 30.000 (3 au mètre carré), à 90.000 (9 au mètre carré).

Si l'on veut avoir dès la première année le maximum de produit, il faut planter à 9 au mètre carré.

En effet, on a par pied au moins 4 à 5 tiges à la première coupe — 6 à 8 la 2e — 10 à 12 la 3e — 16 à 20 la 4e (rapport Harmand, sur Java).

Ce nombre de tiges est dépendant du nombre de pieds, donc :

Nombre de pieds	Première coupe	Deuxième coupe	Troisième coupe	Quatrième coupe	Total
30.000	150.000	210.000	330.000	500.000	1.230.000
45.000	225 000	330.000	495.000	810 000	1.300.000
90.000	450.000	630 000	990.000	1.620.000	3.600.000

Ce qui donne un rendement, mettons les tiges seulement à 100 gr avec feuilles :

123 tonnes à 2½ = 3.075 kg. fibre
180 — à 2½ = 4.500 —
360 — à 2½ = 9.000 —

Durée de l'établissement. — On a deux cas à considérer : 1º par plants ; 2º par graines.

Plants. — Pour les plants on peut dire que ceux-ci reprennent aussitôt plantés ; dans une expérience que j'ai fait faire au Maroc des plants arrivés quelque peu desséchés ont produit au bout de 15 jours des tiges de 15 à 25 cm. de haut, dans une autre en Guinée, où les plants ont mis près de trois mois pour arriver à destination, ils ont repris néanmoins et ont produit des tiges de 0.60 au bout 1½ à 2 mois quoiqu'ils n'eussent pas été irrigués.

---

(1) La plantation à 90.000 pieds a été essayée, on a dû la détruire à cause de son trop grand développement.

La charrue coupe carrément les racines, on enlève tous les morceaux et ils servent pour de nouvelles plantations, l'extirpateur concourt au même but, il arrache toutes les souches dépassant et il ouvre le terrain.

Époque de la coupe. — Les coupes se feront lorsque les tiges présenteront le caractère de maturité qui est la couleur brune acquise par la base de la tige sur une dizaine de centimètres et lorsque l'élongation est terminée et que la partie terminale est devenue résistante sur ses derniers centimètres.

Les époques varient pour chaque endroit suivant le nombre de coupes et le climat général.

Les tiges doivent être mûres ; en Orient, l'on choisit les tiges et l'on n'en coupe que les deux tiers, de même on coupe préalablement les têtes dont la fibre a peu de consistance.

Méthodes de coupe. — Dans une exploitation l'on ne peut choisir les tiges, il faut tout couper ; la machine d'ailleurs, éliminera d'elle-même les petites tiges. On coupe à la main, à la sape ou à la machine.

A la main, on se servira d'un fort couteau, d'une serpette ; d'un coupe-coupe annamite. Pour couper un hectare en une journée, il faut de 8 à 10 coupeurs travaillant très bien, pour une récolte moyenne.

A la sape, sorte de faux à main, le travail est beaucoup plus rapide et 4 à 6 ouvriers suffiront.

A la faux, il faut munir celle-ci d'une garde pour recueillir les tiges. Ce moyen exige une grande vigueur que l'on ne trouvera généralement pas aux Colonies.

A la machine pour les grandes exploitations, ce sera une machine moissonneuse analogue à celle employée pour couper la canne à sucre, moins forte que cette dernière, mais plus robuste que la moissonneuse à blé.

Durée d'une plantation. — Cette durée dépend de deux considérations ; la vie de la plante et l'épuisement du sol.

Actuellement l'on n'est pas fixé sur ces deux points, les renseignements ne sont pas comparables.

La vie de la plante est indiquée pour 20/25 ans, pour d'autres, beaucoup moins longue. Les derniers sont a mon avis dans l'erreur, vu le mode de reproduction de la plante par ses rhizômes.

De même, pour l'épuisement du sol nous trouvons d'une part qu'aux Indes une plantation en terrain de forêt vierge aurait épuisé le terrain en 15 ans. D'autre part, en Californie, le Professeur Hilgrand dit qu'il cultive sans fumure autre que les feuilles, depuis 20 ans, ce qu'il explique par la différence de richesse du sol Californien, non délavé par les pluies, profond et riche en chaux, alors que les sols tropicaux seraient pauvres, peu profonds et délavés par les pluies tropicales.

M. Rivière dans ses nombreuses années d'expériences, n'a jamais signalé la plante comme épuisante. D'autre part, M. Van Maane de Java, considère la plante comme très épuisante et conseille de donner

planter de 30.000 à 60.000 suivant les circonstances locales et d'exploitation. Les premiers hectares reviendront donc à 2.500 à 3.500 francs actuellement. Mettons l'entretien à 300 francs.

Puis pour l'exploitation :

2 coupes à 1.000 kilos :

Coupe et transport	fr.	300.—
Décortication, 4 jours à 50 francs . . .	—	200.—
Séchage et emballage	—	120.—
Amortissement des machines	—	600.—
Frais généraux et intérêts	—	600.—
	fr.	1.820.—
Entretien	—	300.—
	fr.	2.120.—

soit par tonne fr. 1.060.

4 coupes à 1.500 kilos :

Coupe et transport	fr.	600.—
Décortication, 15 jours à 50 francs . . .	—	750.—
Lavage, séchage et emballage	—	160.—
Amortissemnt des machines	—	600.—
Frais généraux et intérêts	—	600.—
	fr.	2.710.—
Entretien	—	300.—
	fr.	3.010.—

soit par tonne fr. 500.

On voit d'après cela l'écart de prix de revient entre une production de 2 tonnes à l'hectare ou une de 6 tonnes.

J'ai compté très largement les amortissements et les frais généraux, puisque pour 100 hectares, ces derniers seuls représentent 60.000 francs par an.

On peut donc produire de la ramie entre 600 et 1.000 francs la tonne avec des rendements ordinaires.

Actuellement, les lins les plus ordinaires (La Plata) valent fr. 10.000 à fr. 15.000 la tonne (janvier 1924) ; le coton de fr. 11.000 à fr. 17.500 ; le jute de fr. 4 à 5.000 ; le phormium de fr. 3 à 4.000 ; le China-Grass de fr. 5.500 à fr. 6.000.

On voit donc d'après ces chiffres, que même dans les conditions les plus défavorables, que même en doublant les prix de revient que je donne et qui à mon avis, sont trop élevés, on peut encore cultiver la ramie avec 3.500 à 4.000 francs par tonne de bénéfice.

Qu'est-ce que cela signifie ? — X. donne tant

Y.   "   "

Z.   "   "

sur quelle espèce ? — Où ? — Quand ? — Comment ? — et l'on en arrive à des conclusions ineptes comme celles de Hautefeuille, l'influence du séchoir industriel sur le chiffre de rendement et que les auteurs n'ont pas su sécher ; puis il y a une condition que Hautefeuille oublie, c'est le conditionnement. Une fibre est toujours plus ou moins hygrométrique et si on la dessèche à fond, on trouvera très bien 2,3 alors qu'on trouvait précédemment 2,5 en conditions normales.

2° D'établir une approximation de rendement de récolte et non un chiffre fixe immuable.

Quand j'écris : la ramie rend 1500 kg. de fibres par coupe et par hectare, cela signifie qu'en bonne terre, dans de bonnes conditions et lorsque la plante est en pleine croissance à sa période de maximum — c'est-à-dire la 2e ou 3e année, on peut tabler sur ce chiffre qui est un minimum et non à la première coupe faite d'une nouvelle plantation.

Je pensais que ces explications n'étaient pas nécessaires, je vois qu'elles le sont en tenant compte des facteurs intelligence et bonne foi.

Quand on dit tel blé rend 1000 kg. à l'hectare, plante annuelle, cependant cela ne signifie nullement que si on plante trois grains dans des cailloux, on en tirera 1000 kg. ; mais qu'en bonne terre, bonne culture, bonne année, on pourra en tirer à peu près ou un peu plus de 1000 kg. Il en est de même et à plus forte raison de la ramie, plante periennale où l'on peut trouver tous les rendements suivant qu'on opérera sur une culture qui aura 10.000 pieds à l'hectare ou 90.000 et où on opérera sur la première coupe de la première année (comme beaucoup le font) ou sur la 3e ou 4e de la 3e ou 4e année.

Et si certains annoncent des rendements fantaisistes (j'ai été le premier à les dénoncer) dans un but intéressé ou si d'autres opèrent d'une façon plus ou moins logique, je tiens à faire remarquer ici à Hautefeuille que je ne suis pas de ceux-là comme il n'ose pas le dire — par prudence, mais comme il le laisse sous-entendre — et que je n'ai jamais donné un chiffre quel qu'il soit sans l'avoir dûment constaté par moi-même et que loin de majorer, en Algérie où j'ai opéré non sur des tiges, mais sur plusieurs *mètres carrés*, à Collo — à Bouffarick, au Hamma, j'ai trouvé plus de 2.000 à 2.300 kg. de rendement de lanières et je n'ai indiqué que 1.500 soit 25 30% *de moins* que ce que j'avais trouvé et qui tient par conséquent compte des aléas que j'ai pu trouver en opérant sur des hectares et que partout, j'ai eu soin de choisir et les coins les plus denses et ceux les moins denses et de les mêler.

Que j'ai opéré de même à Nogent, sans me cacher de personne et où j'ai signalé à mes amis du jardin les remarques que je faisais et ce, preuves en mains, et je dois dire que si ils ne les ont pas faites avec moi, c'est qu'ils me connaissent et savent qu'on peut s'en rapporter à moi et qc je n'ai ni un *fort*, ni un *faible* pour en faire influencer les résultats.

Rendements

	Hauteur des tiges	Nombre de coupes	Epoque	Nombre de pieds à l'heure	Par coupe. Nombre de tiges en milliers					Rendement en fibres par coupe	Total
					1re	2me	3me	4me	5me		
ASIE											
Chine		1 — 2	Mai — Sept. — Oct.						540 à 720	350	1 050
Chine méridionale		3	Mai — Septembre	90.000					200		
Japon	1,80 — 2,60	2									
Formose	2,70 — 3	3 — 4		150.000					100		1.900
Indes	1,50 — 2,50	3 — 6	Avril — Juin	40.000					250 190		2 600 K pour 6 coupes 3.200
Sumatra	1,50 — 2,50		Août — Nov. — Fév.		160	280	440	600		1.235	3.500
Java	1,00 — 1,50	1 — 3		40.000 h.					800		500 à 750
Tonkin	0,90 — 1,60	4 — 6	Février à Nov.	40 000(?)					580		1.450
Cochinchine										1 050	3.000
Philippines	1,80 — 2,40	4									4.200
EUROPE											
France-Midi	1,50 — 1,80	1 — 2	Fin Juil. — Octobre	40.000							2 à 6 000
France-Paris	1,50 — 2,25	1		40 000			1.000 à 2 000				
Espagne		2 — 3		50 000			2,600				
Autriche	1,20 — 1,30	2									
Italie		2 — 3	15 Juil. — 15 Oct.	10.000			400			1 000	
AFRIQUE											
Algérie	1,50 — 2,25	4	{ 15 Avril, Mai Juin, Juillet	50.000			550			1.500 à 2 000	4.000 à 7 000 Kgr.
Tunisie		4					250				
Maroc		3 — 4									
Egypte		3 — 4									

	Hauteur des tiges	Nombre de coupes	Epoque	Nombre de pieds à l'heure	Par coupe Nombre de tiges en milliers 1re 2me 3me 4me 5me	Rendement en fibres par coupe	Total
AMÉRIQUE							
Etats-Unis	1,25—1,40	3—4					
Californie		2—4					
Mexique	1,20—2	5				1.200—1.300	2.150 en 2 coupes
Guatemala	1,30—1,80	4		40.000		750—1.060	4.250 en 4 coupes
Colombie	2 M.	6—8			920		
Venezuela	1,60	4—6					{4.000
Guyane Holl.		5		3.000	200		{8.000 à 12.000 Kgr.
Brésil		4—5					
Républ Argentine .		4—7		40 000	40 [1])	6—800 K.	5.600
Pérou		4—5				2.000	8 000
Bolivie							
Guadeloupe	1,00—1,25	3—4		45.000	1 800	1.500	4.500
Cuba		5—8					750—1.000	5.000
Colonies françaises du Pacifique		4—6					

[1]) En plantation entre ligne de Nabe.

la machine Death qui échouèrent pourtant sur la ramie comme sur l'agave il y a 30 ans et encore tout récemment en Afrique Occidentale, en Egypte, en Amérique Centrale.

Une expérience faite sur l'agave à Tunis démontra que la décortication revenait bien plus cher que le prix de vente de la fibre à Paris.

Je dois encore citer la prétendue machine Duchemin, invention d'un colon d'Indochine et qui devait être bonne à tout et qui ne fut bonne à rien.

Ce n'était d'ailleurs pas une machine, c'était l'outil à main utilisé à Manille par les indigènes pour le *Musa Textilis* et construit à l'européenne ; comme avec son modèle on passait les feuilles une à une et les tiges par deux ou trois à la fois avec de multiples repassages et retournement, d'où il ne sortait rien.

Il avait l'avantage sur l'outil indigène de lui être bien inférieur et de coûter 3 ou 400 francs, alors que le premier coûtait 100 sous (une lame de couteau).

On se demande comment un colon qui fut une notorité et une autorité, deux choses prouvées par son insuccès des cultures de jute au Tonkin qui coutèrent 1.200.000 francs et fut la cause qu'on abandonna tous essais et toute culture au Tonkin depuis, osa présenter une pareille ineptie à tous points de vue.

(1) Je ne savais pas écrire si juste car l'on me signale qu'un ex-fonctionnaire de l'Agriculture Coloniale et par suite prétendue autorité aux yeux de certains, M. Dybowski et à qui j'ai d'ailleurs démontré publiquement qu'il n'en connaissait pas le premier mot (1) que la ramie ne peut être traitée que par le mode suivant :

1º en la trempant dans des bains ;

2º en la décortiquant avec la machine Faure ;

3º en la dégommant par le procédé Peufaillit.

Tremper, dans quoi et pourquoi, sauf dans un procédé nouveau et vendable.

Mais depuis peu le traitement est modifié. Il préconise qu'il faut :

1º effeuiller ;

2º sécher les tiges ;

3º les passer dans une broyeuse à chanvre ;

4º traiter le résultat en autoclave par le pétrole.

Comme on le voit, le préconisateur n'est pas très fixé, mais il y a mieux :

1º effeuiller les tiges, il faut mieux récolter le coton — c'est plus facile ;

2º sécher les tiges, voilà 50 ans qu'on échoue ;

---

(1) Voir Académie d'Agriculture, procès-verbal de la séance d'avril 1914 Communication sur les Sansevières.

Zougdidi et a vu de ses yeux l'échec et par suite a dû en voir les causes, que de plus il fait restituer les feuilles au sol et que le déchiquétage des feuilles salit les fibres — ce qui est absolument faux.

Et la question de la fixité de la machine en usine et celle du transport impossible pratiquement des tiges qu'il a dû voir non seulement à Zougdidi, puisque cela y a causé l'échec de la machine Estienne mais dont il a dû encore voir les difficultés pourtant moindres pour les Agaves dans les plantations qu'il a visitées. Ici encore silence complet. — Ne réveillons pas le chat qui dort ?

Quant à l'objection très intelligente que la ramie, avec pellicule sera grevée de 1 fr. 50 % de plus de transport, pris sur le bénéfice déjà minimes du coton, c'est encore faux pour deux raisons ; la ramie en lanières perd environ 50% au dégommage — le china-grass 25 à 30 ; les 20 à 25% de différence représentent la pellicule, donc la seconde peu importe que l'on paie 1/4 de plus sur un transport représentant le 1/10 du prix de revient total si le travail initial du produit coûte 15 fois moins en prenant les productions respectives 10 kg. et de 150 kg. et voyons d'autre part l'amortissement. D'autre part, la machine donne de 60 à 70% de déchets de fibres, voilà, je crois un facteur qui grèvera autrement le prix de revient que les 20% de fret de plus.

Machine « La Française »

Reste la machine Michotte, non primée. Les membres du Jury prétendent à ce moment que mes lanières ne pouvaient trouver acheteur, qu'il faudrait les travailler comme la schappe, suivant l'avis de Imbs, Ingénieur et Professeur de filature au Conservatoire des Arts et Métiers, ce qui était assez réussi comme trouvaille et comme stupidité.

Elle n'eut aucune récompense et par suite fut délaissée des acheteurs pour la ramie depuis cette époque.

M. Simonnet en utilisa cependant une au Tonkin, il m'écrivi ceci :

« Votre machine, vu les petites cultures des indigènes et leur dis-
» tance, quoique transportable, est actuellement inutilisable pratique-
» ment, il faut une plantation en grand. »

Il avait créé cette plantation lorsque la mort le surprit.

Deux autres furent envoyées avant 1900 au Brésil, mais là la ramie plantée dans du sable oublia de pousser.

Une, modèle 1889, employée à Zougdidi (Caucase) échoua vu qu'elle n'eut aucun acheteur du produit.

La machine a eu un prétendu échec sur l'Hibiscus au Sénégal. Une machine achetée par le Gouvernement fut mise en marche par un de ses agents de culture, il la fit fonctionner 3 heures durant sans arrêt et comme des fibres s'étaient prises dans le batteur, celui-ci arriva à être hors de service et on en conclut que la machine était inemployable. Or cette machine marchait, car j'avais décortiqué avec elle, hibiscus, ramie et bananier.

Toute machine demande une pratique et si on la confie à un ignorant des machines, doublé d'un imbécile, pas une ne marchera, pas plus une batteuse, qu'un moteur, qu'une charrue.

Cet essai m'a montré que je devais compter avec ce fait et j'ai remplacé l'enlevage à la main de la fibre par un enlevage automatique avec brosses, nettoyant le batteur ; cela complique légèrement la machine, mais a l'avantage d'éviter l'inconvénient.

Remarque. — J'ajoute ici ceci, c'est que je ne craignis pas d'envoyer à l'exposition d'Hanoï une machine où elle reçut une Médaille d'Or et un Grand Prix pour ses produits présentés par M. Simonnet, alors qu'à Paris, j'avais eu... les sentiments respectueux du Jury et que, ni la machine Faure, ni la machine Estienne, ni de Lacôte primées à Paris ne s'y présentèrent ... et pour causes.

D'autre part, M. Hautefeuille dans sa brochure a écrit au sujet de ma machine sans la nommer ce qui suit et que je tiens à mettre ici sous les yeux du lecteur :

« Qu'il faut faire attention que les machines qui s'annoncent *sans* » *déchets* — laissent croire qu'elles travaillent à la perfection, alors que » cela signifie presque toujours — au moins dans les cas que nous » avons connus — que la filasse, qui sort contient toutes les impuretés » qui auraient pu constituer un *déchet légitime*, c'est-à-dire, fournis- » sant un travail grossier de rubans insuffisamment dépelliculés. »

Voilà quelque chose de clair, de net et de précis. Je ne suis pas nommé, mais c'est pour moi, car je suis seul annonçant que ma machine travaille sans brisure ni arrachement de *fibres*, c'est-à-dire sans *déchets appréciables*.

Ici donc encore, M. Hautefeuille dénature, et ce, d'autant mieux qu'il ne peut ignorer qu'actuellement mes machines produisent une fibre entièrement dépelliculée.

Or, je ferai remarquer à M. Hautefeuille, que si ce qu'il écrit a le moindre sens, il faudrait en déduire qu'une tige entrée dans la machine en sort intégralement en fibres.

Or, dois-je donc apprendre à M. Hautefeuille qu'une machine qui ne fait pas de déchets est une machine qui ne fait pas comme certaines machines pour ne pas dire toutes, passer 50 ou 75% de fibres légitimes dans les déchets *légitimes* c'est-à-dire, dans les résidus extraits bois, feuilles et pellicules.

Après tout, j'en remercie ici M. Hautefeuille car il vient de m'apprendre ce que je ne soupçonnais pas — que le nombre des imbéciles et des crétins est plus considérable que je ne le croyais et à l'avenir j'en tiendrai compte.

La question de la décortication ou mieux de son coût est capitale, elle l'était jadis avant la vie chère et la main-d'œuvre chère ; elle l'est à plus forte raison aujourd'hui.

Et la simple raison, sans même l'expérience, suffit pour démontrer qu'une machine qui demande 2 chevaux ou moins de force et l'aide

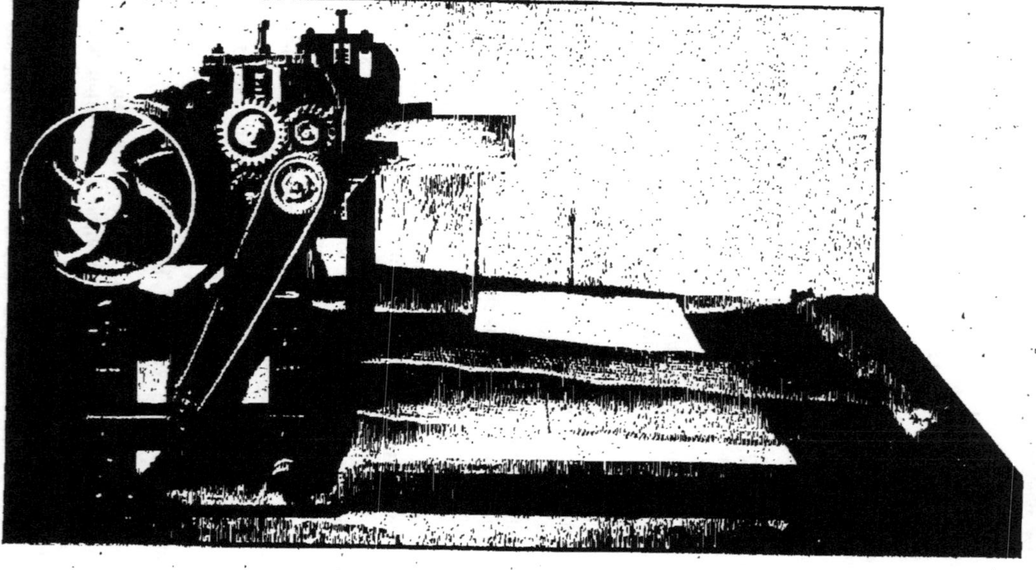

Fig. 15 — Machine «La Française» Modele_1925

d'un homme et qui ne produit que 9 kilos de fibres même en laissant de côté ses 60 à 70% de déchets — ne peut produire qu'à un coût très élevé, vu qu'à la main-d'œuvre, à la force motrice vient encore s'ajouter les désiderata de l'amortissement, des réparations coûteuses aux colonies à reporter sur la production infime de moins de 10 kilos de produit légitime et marchand et ce, pour un produit qui doit être avant tout bon marché.

C'est pour lutter contre cette évidence que M. Hautefeuille et consorts à la solde de Faure ont multipliés tous ces boniments aussi absurdes les uns que les autres, sur les transports, sur le profit du cultivateur.

J'ai dit, il faut produire au moins 150 kilos par jour pour que la machine devienne pratique. M. Faure met dans ses réclames que sa machine produit 150 kilos.

Or, je suis encore à trouver quelqu'un qui l'ait vu, M. Hautefeuille, son agent lui-même n'ose pas le dire et nous dit : « qu'il y a une machine de 100 kilos » sans nous indiquer où elle figure et pour cause. — Car il aurait été très embarassé.

Or, il y a eu deux occasions de le démontrer :

1º à Hanoï en 1902 à l'Exposition où elle a oublié de figurer quoique médaillée d'or de Paris.

2º Plus récemment en 1912 ; au fameux Congrès de Java où une machine était exposée et où figurait son agent M. Hautefeuille ; or, je n'en trouve nulle part, ni traces de fonctionnement et encore moins d'essais, quoique des résultats officiels fussent indiqués dans les prospectus et M. Hautefeuille ne les signale pas.

Or, la machine à mouvement rétrograde n'a jamais rien produit quel qu'en fut le type — car elle ne peut rien produire vu son mode de fonctionnement ; on y a vainement ajouté des systèmes de retournements automatiques — qui n'ont fait qu'augmenter considérablement le prix de la machine et sa complication, mais non sa production ; la manœuvre par câble actuelle de la machine Faure — rééditée de la première décortiqueuse française de Roland n'y changera rien en admettant même un fonctionnement irréprochable.

De plus, même si le rendement était plus élevé, cela changerait peu aux conditions pratiques, car il faut effeuiller préalablement à la main et l'expérience de la machine Estienne est là.

Machine F. Michotte

La machine effeuille (on l'a constaté en 1900) elle est transportable ; elle travaille de 10 à 20 tonnes de tiges par jour ; soit un rendement de 200 à 400 kilos (calculé à 2% le produit étant dépelliculé) ; le produit est dépelliculé ainsi que l'ont constaté tous ceux qui l'ont vu fonctionner depuis avant 1910, époque où je l'ai perfectionnée. Donc tous les boniments concernant son produit n'ont plus cours depuis quinze ans.

Résout-elle la question, je le pense ?

Je le pense, puisque personne jusqu'à ce jour n'a pu me démontrer le contraire et que l'acharnement mis contre mes écrits ou contre ma machine par tous ceux qu'elle gêne, est toujours fait sans me citer, mais avec la casuiste à la Hautefeuille — par insinuation et sans preuves ; alors que ma manière de faire est toute autre, — je cite tout : nom, endroits, dates et documents.

Voyons d'ailleurs le prix de revient.

Il faut à la machine :

1º un ou deux chargeurs suivant la manière dont on l'a fait travailler ;

2º un aide, femme ou gamin, pour retirer la filasse de dessus le tablier.

Mettons 2 hommes ½ et de la main-d'œuvre même à 4 francs par jour (c'est de moitié à ¾ en général aux colonies).

Mettons 3 à 6 chevaux de force soit 5 en moyenne, si l'on chauffe au bois, le coût est infime, il est celui de l'abatage et du transport du dit bois.

Prenons le pétrole.

La dépense est de 45 centimètres-cubes par cheval-heure soit pour 5 chevaux $45 \times 5 = 225$ cc. qui à 0.810 donnent $0.225 \times 0.810 = 0$ kg. 825 et pour dix heures 8 kg. 250 : mettons son prix à 6 fr., prix de certaines colonies.

Amortissement comptons que la machine revienne sur place à 10.000 francs c'est un maximum — qu'elle ne dure que 5 ans (il y en a qui fonctionnent depuis 15 ans), et qu'elle ne travaille que 4 mois par an, encore un minimum — car entre les coupes ni après, elle peut, fonctionner sur d'autres plantes textiles non soumises à des époques périodiques.

Cela donne 10.000 francs en 5 ans =

Par an	$\dfrac{10.000}{4}$	2.000 frs.
par mois	$\dfrac{2.000}{4}$	500 frs.
par jour	$\dfrac{500}{30}$	17 frs.

Nous avons alors :

Main-d'œuvre 2 hommes ½ à 4 francs . . .	fr. 10.—
Pétrole 8 kg. 500	— 51.—
Graissage	— 1.—
Amortissement	— 17.—
Répartitions comptées 120 francs par an . .	— 1.—
Total . . .	fr. 80,00

soit pour 200 kilos de filasse fr. 80,00 — une dépense de 40 fr. aux 100 kilos et pour 400 kilos 20 fr. aux 100 kilos.

Or, tous ces chiffres sont forcés et le prix de revient peut être de 10 à 20 francs.

Nous avons à ajouter à ce prix le lavage et le séchage qui est au plus de 3 francs aux 100 kilos ; une femme pouvant laver, mettre sur cordes et relever plus de 100 kilos par dix heures.

Les frais ci-dessus étant exactement les mêmes pour une machine produisant 10, 20 ou 30 kilos auxquels cas, nous avons alors avec cette production de revient = 800 francs, et de 400 ou 250 francs aux 100 kilos.

Remarque. — Je dois citer ici les machines anglaises de Lehmann sur lesquelles une grande réclame est faite — ce sont des machines datant de plus de 50 ans et à mouvement rétrograde qui n'ont jamais rien décortiqué nulle part.

Je signale qu'une machine à mouvement rétrograde est utilisée actuellement pour le Phormium Tenax en Nouvelle-Zélande où elle fonctionne grâce à la force physique des indigènes ; que cette même machine essayée en Colombie n'a pu être utilisée, l'indigène colombien ne pouvant développer l'effort nécessaire. Ceci est la démonstration de ce que j'écris depuis 30 ans sur ce type, que j'ai toujours donné comme inemployable.

Nombre de machines. — A peu près 50% des personnes qui me consultent, me font l'objection suivante :

Mais alors, d'après vous, il faut un grand nombre de machines et cela demande alors une dépense de tant de dizaines de mille francs.

Ce à quoi je réponds : Très juste, mais je vous ferai remarquer que si vous cultivez 5 hectares une charrue vous suffit, si vous en cultivez 50 il vous faut plusieurs charrues et si vous en cultivez 500, il vous en faut 10 fois plus ; que si vous cultivez la canne à sucre ou la betterave pour une culture même peu importante il vous faut une usine d'extraction autrement coûteuse et ce pour un produit qui ne vaut pas moitié — le sucre valait 60 francs les 100 kilos et la ramie 120 francs, et qui demande autrement de frais pour un bénéfice très faible, si faible que dans certaines régions on a dû l'abandonner.

Et que si vous voulez exploiter des centaines d'hectares, l'usine coûte alors des centaines de mille francs. Vous ne pouvez rien faire avec rien et en textiles — ramie ou autre, tout est proportionnel.

Est-ce que l'Agave au Mexique et à Hawaï n'est pas exploitée par des installations dont une seule décortiqueuse coûtait jadis 50 à 80.000 francs et actuellement de 300.000 à 500.000 francs, et l'on en a plusieurs avec tout un immense matériel de transport, et le Sisal ne vaut cependant pas la moitié de la ramie et produit 5 à 6 fois moins avec plus de frais.

Nombre à employer. — Indiquer que pour tant d'hectares il faut tant de machines et ce n'importe où : c'est aussi exact que de décréter la ramie produit partout 1.500 kilos à l'hectare par coupe dès la première récolte.

Or, avec bonne foi on a conclu que les chiffres du Congrès étaient fantaisistes et produits par des théoriciens (voir Hautefeuille).

Je n'ai jamais dit, ni le Congrès non plus — que partout on obtenait infailliblement 1.500 kilos — posé des chiffres infaillibles en agriculture s'appliquant à tout l'Univers, c'est aussi sensé que d'établir que le blé des Tropiques au Pôle Nord ou Sud rend 1.000 kg. de grains.

Le chiffre de 1.500 kilos est un chiffre que l'on doit atteindre dans les régions et les terrains propices avec les conditions culturales voulues ; si l'on plante 500 pieds à l'hectare on ne les obtiendra pas ni à la première ni à la quinzième coupe, mais seulement au bout de plusieurs années.

Je croyais que ceci était si simple qu'il n'y avait pas de discussion possible ; je me suis trompé sur ce point.

Pour une culture produisant par coupe 1.500 kilos de fibres, une machine à 400 kilos mettra 4 jours ; pour une en produisant 3.000, il faudra 8 jours et le nombre de machines dépendra de l'intervalle entre les coupes ; si on a une coupe tous les 20 jours, il y aura intérêt à ne pas décortiquer plus de 10 jours, d'où une machine pour deux hectares. S'il y a deux mois, on pourra mettre 15 ou 20 jours et une machine pour 3 ou 4 hectares. Si vous n'avez que 500 kilos de rendement il faut deux jours pour trois hectares, d'où une machine pour traiter 30 hectares si les coupes sont espacées.

Remarque. — Le problème diffère en tout de celui du Sisal vu qu'à ce dernier on coupe les feuilles quand on veut et durant le temps qu'on veut et qu'une machine peut travailler toute l'année sans arrêt.

Avec la ramie on ne peut couper que durant la période de croissance qui ne dure qu'une partie de l'année et en plus on doit couper rapidement si on ne veut pas sacrifier sur le nombre de coupes. Il y aurait à voir en pratique s'il n'y aurait pas intérêt à sacrifier une coupe sur 4 ou 5 à 6 pour prolonger la durée du temps de décortication.

Vu que jusqu'à présent rien ne prouve qu'une coupe trop mûre (1) en prenant la condition de maturité adoptée actuellement fut défectueuse en fibres, or elle ne le sera pas entièrement en temps, car les tigettes pousseront en tiges durant ce temps et leur produit compensera plus ou moins la production des parties sacrifiées de la coupe.

Et l'on arrivera peut-être à ce résultat, au lieu de faire quatre coupes, n'en faire que trois et au lieu de six, quatre et peut-être même trois.

L'expérience seule décidera.

Il est de toute évidence que si une machine produit seulement 10, 15, 20 kilos, alors pour un seul hectare il faudra 150 jours, 100 jours, 75 jours ; c'est ce qui a conduit à la théorie que j'appelle dans mon introduction « la théorie du dégonflement », d'après laquelle la culture

---

(1) J'ajoute que tout ce qui a été écrit tant en vue du décorticage que du dommage, que de la filature, sur la qualité de la fibre et la maturité des tiges n'a jamais été que du boniment ne reposant sur rien.

ne rendrait par coupe que 200 ou 300 kilos — et que le chiffre de 1.500 kilos serait de la haute fantaisie de théoriciens que l'on ne nomme pas — bien entendu, mais non de plusieurs, mais d'un seul car c'est moi qui ai opposé ce chiffre que j'ai dûment constater en Algérie comme étant un minimum d'une culture moyenne. Alors que j'avais trouvé 2.500 et plus en lanières, en dépellicule ce chiffre doit être réduit de 20% et ramené à 1.200 à 2.000 kilos.

ROUISSAGE

Je dois parler ici de cette question car dans ces dernières années, il en a été souvent question.

En 1900, il était admis que l'on ne pouvait pas rouire la ramie, car tous les essais faits avaient échoués partout et moi-même j'avais expérimenté ce mode sans aucun résultat en employant la méthode utilisée pour le lin.

Ceci paraissait d'autant plus logique que la constitution des deux écorces est différente et que la tige de ramie est revêtue d'une épaisse épiderme qui ne se trouve ni dans le lin, ni dans le chanvre.

C'est également l'avis du Dr Carbone qui dans une étude publiée dans l'« Agricultura Coloniale », Florence 1924 et ayant pour titre : *La macérazione delle piante tessili coloniali col Baccilus jelsimum*, dit ceci :

Plantes susceptibles d'être soumises au rouissage type mûrier :

« La partie fibreuse qui peut être rouie est recouverte de couches » qui ne peuvent pas l'être, celles-ci doivent être brisées ou éliminées » avant le rouissage et sont constituées ordinairement par un épiderme » fortement épais. »

De nombreuses plantes coloniales appartenant à ce groupe : ramie, ricin, Gérardinia, coroa, tucum, Agaves, Yucca, Furcraya, Sansevière.

Ceci est très exact, néanmoins ce procédé est préconisé en Italie par MM. Rossi et Bruno.

Ceci est une très grave erreur — vu que pour que le procédé réussisse il faudrait dépelliculer, or la dépelliculation ne pourrait être obtenue qu'en faisant bouillir les tiges avec un produit chimique.

Cette méthode a été préconisée en 1889, et en 1900, en France elle y a constituée surtout la base de l'exploitation des capitalistes par des prétendus inventeurs que l'honnêteté n'étouffait pas et qui présentaient leur système comme de la décortication chimique ; ces procédés mis en pratique en France, essayés au Tonkin, l'on n'a jamais pu en retirer autre chose que de fortes pertes d'argent, mais jamais la moindre fibre de ramie.

C'était d'ailleurs visible à l'œil nu, puisque tous les inventeurs après bouillissage essuyaient leurs tiges une à une à la main — et il n'y avait pas d'autre méthode possible — et qu'ensuite, il fallait décortiquer, puis dégommer.

M. Rossi m'a après 1900 envoyé des échantillons de *rouissage de China-Grass* ; là il y avait un dégommage relatif du produit original, mais comme le procédé avec le microbe prétendu spécial demande de 3 à 4 jours il n'a donc aucune supériorité sur le procédé chimique qui ne demande qu'une heure et dont le produit chimique ne coûte pas plus cher et n'a pas les difficultés du microbe.

De plus, si l'on opère sur tiges on retombe dans tous les inconvénients du rouissage sur tiges de chanvre et de lin par le rouissage rural ordinaire et ceci a été justifié par la pratique, ainsi que je l'avais prédit et les essais en Italie du procédé Rossi n'ont abouti à aucun résultat pratique de même ceux des trois usines qui ont été montées en France pour le chanvre et pour le lin en Anjou et en Normandie, qui ont dû cesser après avoir dépensé de forts capitaux.

J'ajoute que le procédé Feuillette par microbes sur le lin n'a pas eu plus de résultats malgré une société au capital de 7 millions et toutes les intelligentes inventions de son inventeur, pour remédier aux multiples inconvénients — à mon avis irrémédiables — du mode d'opérer.

M. le Dr Carbone opère son rouissage avec un bacille anaérobie (1) lequel me paraît plus sérieux que celui prétendu aérobie de M. Rossi (2), mais il reconnaît lui-même qu'il faut dépelliculer, ainsi que nous venons de le voir plus haut.

Or, on peut dépelliculer pratiquement mais pour cela il faut décortiquer à l'état vert, soit par la machine Faure, soit par la machine Michotte et alors on peut faire agir le microbe sur la matière fibreuse obtenue — mais alors on retombe dans le cas cité précédemment du China-Grass et l'on a aucun avantage à faire en six jours un travail qu'on peut faire en une heure sans plus de matériel.

Nota. — M. Bruno semble préconiser ce système, vu les difficultés que l'on éprouve à décortiquer et à en dégommer les tiges.

Or, ceci est inexact, on décortique très facilement, seulement il faut savoir choisir la machine et ne pas juger sur les médailles d'or des concours : quant à dégommer sur tiges, nous sommes d'accord, qu'ainsi que je l'ai dit plus haut, c'est une stupidité et j'ajoute que rouire le sera également et aboutira aux mêmes résultats, le travail sur tiges étant une hérésie à tous points de vue, quelque soit le textile.

Remarque. — Je signale ici que ce procédé sur tiges pourra peut-être être utilisé pour les plantes indécorticables, vu leurs tiges boiseuses, telles sont les Malvacées Sida, Urena (3), qui ne sont pas traitables autrement et qui pourront alors l'être, — avec les inconvénients de ce mode d'opérer ; ce qui aux colonies pourra dans certains cas avoir moins d'importance et permettre une exploitation plus ou moins fructueuse en utilisant la culture et le travail familial, mais non la culture industrielle.

---

(1) B. Felsineus.

(2) Voir : De la Science mercantile, par F. M. (Revue de la Filature et du tissage 1919 N°s 19 et 20).

(3) Paka en Malgache.

COMPLÉMENT

LA RAMIE — Son état actuel

La production mondiale des textiles avant 1914 était :

Coton	4.205.000	tonnes
Lin	716.000	—
Chanvre	709.000	—
Ramie	15 à 20.000	— (1)
Jute	1.550.000	—

La France entre dans ces chiffres comme consommation en :

Lin	95.000	tonnes
Chanvre	50.000	—
Ramie	1.000	—

Pour cette dernière, la consommation est relativement, aux autres, très faible, elle n'en constitue pas moins une valeur non négligeable, même pour la quantité exportée en Europe qui compte actuellement ses broches par plusieurs dizaines de mille et qui en compterait bien plus si la ramie ne manquait pas constamment sur les marchés français, anglais ou américains.

Le problème de l'emploi industriel de la ramie a quatre facteurs :

1° la culture ;
2° l'extraction de la fibre ;
3° le dégommage ;
4° l'utilisation industrielle.

1° — CULTURE

La culture ne s'est pas développée et seules les cultures chinoises nous fournissent actuellement la matière première utilisée en Europe.

A quoi cela tient-il ? A plusieurs causes.

La première, avant 1889 on a préconisé la culture sans réfléchir que l'on avait pas les moyens de la travailler ; puis à la demande de ces moyens on a envoyé ce que l'on considérait comme un outil très suffisant, la machine Armand-Barbier, dont l'échec fut une première cause d'abandon pour plus d'un enthousiaste de la première heure.

Arrive 1889, les planteurs viennent et cherchent la machine, mais désirant mieux les juger comparativement, ils attendent le concours.

Que leur offre-t-on, un Jury composé de gens très honorables mais dont pas un ne connaissait la ramie — certains ne l'avaient jamais vue — et c'est moi qui leur ai montré et expliqué ce qu'était une tige de ramie ; lequel Jury est sous la haute direction de l'un des concurrents — Favier auquel on attribue deux médailles d'or, sous le

---

(1) La Chine en consomme, d'après Semler bien plus qu'elle exporte et c'est sa consommatiou qui réagit sur les prix ; il évalue l'exportation à 6.000 à 7.000 tonnes, ce serait donc une production totale de 15 à 20.000 en comprennant Formose 2.000 tonnes, plus la Corée, le Japon.

prétexte qu'il a été le premier à faire connaître la ramie ; médailles dont le rapport justificatif ne paraîtra jamais — le rapporteur me déclarant qu'il ne peut publier son rapport vu que j'ai publié des chiffres qui ne sont pas les siens et dont il ne pouvait contester la véracité.

Les planteurs restent alors dans l'expectative. La publication d'un prétendu rapport officiel lequel était fabriqué de toutes pièces par Favier et avec ses procédés usuels, montre la ramie travaillée en *sec* victorieuse sur toute la ligne ; les planteurs sont alors plutôt découragés.

Ils attendent 1900.

Là il y a un Congrès qui peut-être ouvrira des horizons nouveaux et posera la question sur son terrain.

Désillusion complète, le Congrès fut un *bafouillage* d'un bout à l'autre, où ce qui est bon à l'origine ne l'est plus deux pages plus loin ; où l'on doit fournir à l'industrie un produit résultant du travail en sec, mais où il est démontré partout qu'on ne peut pas l'obtenir, et nulle part qu'on peut le produire : des procédés que personne n'a vus — même leurs promoteurs — y sont louangés. Bref, personne n'y comprend rien et la question est encore un peu moins claire après qu'avant.

Vient le concours, répétition de celui de 1889 — sauf que c'est un des concurrents au lieu d'un autre qui en est le grand manitou. On donne des médailles, en 48 heures elles changent trois fois et le rapport a bien du mal à les justifier.

Résultats : tout le monde s'abstient, on monte trois sociétés sur les trois machines primées (1) , elles échouent. Le planteur méfiant après tant d'échecs attend.

D'autre part les écrits faits en Angleterre et dont certains ont été traduits en français, telle la brochure, Bigle de Cardo, n'ont pas aidé davantage à la diffusion de la question, car leurs auteurs ont tous parlé d'une chose qu'ils ne connaissaient pas et leur seule science a consisté dans l'étude des brochures Favier.

Ajoutons ici que le Congrès de Soerabaya (île de Java) en 1911 n'a pas eu en plus de résultats que celui de Paris en 1900, le nombre des inepties qui y furent débitées n'a d'égal que celui de celles dites à Paris — ainsi qu'on pourra le constater dans l'introduction du présent volume.

Un second point est sur la manière d'opérer des planteurs.

Ceux-ci en effet, envoient ou apportent en Europe quelques 10 gr. de lanières obtenues à la main et frappent à toutes les portes en demandant acheteur et à quel prix.

Le résultat est pour tous le même, ou on leur répond non, ou bien on leur offre un prix dérisoire pour s'en débarrasser.

---

(1) Estienne - Faure - Lacote et Marcon.

En effet, la lanière obtenue à la main, n'est pas utilisable par la plupart des industriels actuels — par la raison qu'ils ne sauraient pas la dégommer, travaillant tous du China-grass : en présenter, c'est être sûr d'un résultat négatif.

De plus, un industriel ne peut acheter un produit sur un échantillon de quelques grammes et sans savoir quand il pourra en obtenir et en quelles quantités et ce d'autant que le produit qu'on lui fournira sera extrait mécaniquement et pas du tout conforme à l'échantillon présenté.

La seule manière d'agir des planteurs doit être de faire des cultures, de les mettre en œuvre et d'envoyer le produit sur le marché où le produit se vendra puisque l'on en manque et que les industriels en réclament. (1)

2º EXTRACTION DE LA FIBRE.

Le terrain de ce problème est déblayé — le travail en sec a universellement échoué et il est non moins clairement démontré que *l'on ne peut sécher la ramie* (voir opinion Hautefeuille Tonkin) ; c'était d'ailleurs visible à l'œil nu, — si l'on avait voulu étudier industriellement la question.

Il reste le travail en vert -- tous ses desiderata sont connus ; ceux qui ont voulu effeuiller à la main ou décortiquer en usine — en sont morts, même avec des machines qui n'étaient pas sans valeur et qui pouvaient laisser croire qu'elles donneraient une solution quelque peu pratique, telle la machine Estienne.

Quant aux procédés de soi-disant décortication chimique, sur leur nombre, la mise en œuvre de plus d'une demi-douzaine d'entre eux a montré que pas un seul n'a pu donner un demi-kilogramme obtenu malgré des centaines de mille francs, dépensés et que tous ceux qui n'employaient pas de machines, pas de décortiqueuses, ont abouti à employer le chien de bois du chanvre : la broie remisée par nos pères au Musée des Antiques depuis plus d'un siècle ou à des machines dénommées briseuses, broyeuses c'est-à-dire des décortiqueuses.

Il ne reste plus à cette classe d'inventeurs qu'à chercher la décortication sans machine à l'aide du radium ou de la radioactivité ; leurs procédés ne coûteront pas plus cher que ceux de leurs prédécesseurs.

Il reste donc un seul problème, la décortication mécanique en vert.

J'estime que là encore le champ des recherches pour faire mieux que ce qui existe est bien limité et pour s'en convaincre, il suffit de voir tous les brevets de jadis et tous ceux pris depuis 1900 seulement ; pas un seul n'a rien de nouveau, mais pas un seul ne tient debout et ne peut décortiquer 10 tiges.

Tous sont basés sur des idées de gens qui n'ont jamais vu fonctionner une machine, ni comment se décortique une tige.

Donc le problème à mon avis est totalement résolu car si l'on cherche à faire des machines produisant plus, l'on retombe dans l'im-

---

(1) Je connais preneur de toutes quantités.

possibilité du transport de la machine et par suite à l'échec certain de la mise en pratique.

Il y .avait jadis plusieurs problèmes, dégommage du China-grass, dégommage des lanières dépelliculées, dégommages des lanières avec pellicule. Aujourd'hui tout est ramené au même problème, puisque les deux seules machines actuellement existantes, produisent de la lanière dépelliculée ; il n'y a donc plus à chercher s'il est ou non plus économique de travailler des lanières dépelliculées ou non.

Il reste un seul et unique problème : dégommer le China-grass manuel ou mécanique, ce qui est identique. Ce dégommage n'est plus à chercher, toutes les usines dégomment et l'on peut dégommer bien et économiquement.

Les chercheurs de procédés de dégommage perdent donc leur temps et leur argent, vu qu'ils ne peuvent trouver plus économique que ce qui existe actuellement où l'on dégomme en une heure sans autoclave ni produit coûteux et où la dépense de combustible pour obtenir le bouillissage ne peut être réduite. Tout ce qu'on peut faire et que l'on fait, comme on l'a vu précédemment, c'est de créer « *Des cuisines* » aussi peu scientifiques qu'antiindustrielles. (1)

1º L'utilisation : Cette utilisation est aujourd'hui non seulement connue, mais en pratique partout.

Les diverses fabrications, toiles, étoffes, mélanges divers, fils de toutes grosseurs, cordes. n'ont plus le moindre secret et la ramie lutte actuellement victorieusement avec le lin quoiqu'à un prix supérieur à celui de ce dernier ; puisque le lin vaut en belle qualité de 1,50 à 2 fr. et que la ramie revient à plus de deux francs. (2) Il est donc inutile d'insister et il n'y a aucune présomption de dire que puisqu'à ce prix élevé l'industrie réclame une plus grande quantité de matière, que si celle-ci arrive à être produite meilleur marché, son emploi sera de beaucoup plus important encore que celui qu'il est actuellement et que tout ce que l'on pourra produire — *quelle que soit la quantité* — trouvera preneur.

Ce qu'il y a à faire présentement. .

Il ne reste qu'à cultiver la ramie et à l'exploiter. Mais pour cela il ne faut pas continuer les errements qui ont conduit à la ruine toutes les entreprises précédentes.

Vu que jusqu'à ce jour :

L'on n'a jamais exploité la ramie mais la machine X ou Y, de là l'échec.

Aussi M. Rivière a-t-il dit en final du Congrès de 1900 et avec très justes raisons :

Les sociétés qui se sont fondées pour l'exploitation d'un brevet ne sont pas actuellement dans la bonne voie ; elles ont perdu en frais généraux des sommes considérables qui eussent été mieux employées à

---

(1) Voir modèle procédé décrit par l'Avenir textile, Juin 1925.

(2) Ceci avant 1914, est encore plus exact aujourd'hui la ramie même à 6000 frs. la tonne revient moins cher que le lin ou le coton.

la culture de quelques hectares qui auraient permis de présenter au commerce autre chose que des échantillons de laboratoire.

Ces cultures primordiales auraient permis, par une extension rapide, de suffire aux besoins d'une industrie.

Malheureusement M. Rivière a prêché dans le désert puisque toutes les Sociétés qui se sont formées après 1900 n'ont cherché qu'à exploiter les brevets ou la machine X.

Je termine en disant que ceux qui depuis 1900 ont perdu de l'argent, c'est qu'ils l'ont bien voulu et leur entêtement seul à vouloir trouver merveilleux le procédé X ou Z en a été la cause et que ceux qui en perdront actuellement c'est qu'ils le voudront bien ; car tous je les ai prévenus — soit par écrits, soit personnellement.

Malheureusement il y en aura encore et plus d'un de ces esprits forts si bien décrit récemment par M. Rondet Saint comme empêcheurs de tous progrès et la Ramie en est un exemple.

ANNEXE

DÉGOMMAGE

Cette question a été traitée par moi dans le second volume et son supplément, en 1914, je n'ai pas à y revenir ici, d'autant que je n'ai rien à y changer.

Je dirai seulement pour répondre à nombre de gens — même très compétents ou du moins réputés tels — ou pour mettre en garde contre les inventeurs de dégommage à la recherche de « poires » qui nous font cette objection.

Mais le dégommage n'est pas trouvé :

Que Favier et Charrière dégommaient déjà avant 1889 coûteusement, c'est entendu, mais ils dégommaient et que Favier a continué depuis ; que l'usine d'Emmendingen en Allemagne dégomme depuis avant 1889, qu'en Hollande il y a une usine qui fonctionne depuis plusieurs années, qu'en Belgique, à Gand il y en a deux usines qui consommeraient plus d'une tonne par jour, et qu'avant la guerre il y a eu un moment en France sept usines qui dégommaient avec autoclaves, et plus ou moins coûteusement ; il en reste trois actuellement.

Et qu'actuellement on peut dégommer sans autoclave en une heure de temps ; seule la lanière obtenue sur tiges sèches, demande plus de temps, et que ce procédé dont je suis l'inventeur est appliqué industriellement dans deux usines françaises.

Donc de ce côté, plus rien à trouver, tout est pratique, et même ce qui est médiocre fonctionne pratiquement.

Remarque. — Le procédé biologique Rossi par microbes ne dégomme rien.

Le procédé au pétrole Peufaillit que personne ne peut expliquer, par la raison très simple, que le pétrole même sous autoclave pendant 12 heures n'a aucune action, seules les machines employées à sa suite produisent une sorte de défibration mais si l'on dégomme réellement on trouve alors que la perte en poids est de 25% comme pour le produit initial.

Le pétrole n'a qu'une action, c'est d'agir sur le tanin et de fixer celui-ci sur la fibre, qui prend une teinte noirâtre et qui devient pratiquement imblanchissable et invendable.

Telles ont été les causes de l'échec de l'usine de dégommage de lin et de ramie de Séclin (Nord).

INDUSTRIE

J'ai démontré précédemment tous les avatars arrivés à la culture ; si nous examinons l'industrie, nous ferons alors cette constatation que :

Pour que la ramie ait acquis et prenne l'importance qu'elle a actuellement il faut qu'elle aie réellement des qualités supérieures.

En effet, car, l'on peut dire, qu'elle a eu tout contre elle.

D'abord une préconisation aussi intensive à ses débuts, que maladroite et erronée, vue que tout le monde écrivait sur le sujet à tort et à travers, sans y rien connaître et qu'on préconisait des merveilles en culture, en produits et ce, à un moment où l'on n'en connaissait pas le premier mot et que la plupart des brochures dénaturaient tout, la plupart sciemment, telle « La Ramie par Favier ».

Que la plupart des affaires furent montées par des *fumistes* et que si quelques-unes le furent par d'honnêtes gens — telle l'affaire dite des Transatlantiques dont Cloquemin père fut directeur, dans ces affaires l'on ne voulait écouter ni avis, ni conseils, les dirigeants se croyant compétents et plus malins que les autres, alors qu'on leur en faisait voir de toutes les couleurs.

Puis vient 1889 et son concours où un Jury incompétent distribua aux machines des récompenses que l'on ne pût jamais justifier ; récompenses décernées d'avance et de parti pris.

Arrivé 1900, là encore même compétence du Jury et décisions qui comme en 1889 passèrent aux yeux de beaucoup pour montrer que le problème de la décortication et du dégommage étaient loin d'être résolus.

Puis le fameux Congrès qui fût un modèle du genre pour ses inepties, se contredisant les unes les autres, et que au lieu d'éclairer la question, la rendit encore un peu moins claire.

Ce qui avec l'échec de la plupart des affaires était un singulier encouragement.

Ajoutons encore à tout ceci, l'hostilité dont la ramie fût poursuivie par les filateurs de lin — qui au lieu de voir en elle un remède à la crise du lin, ne voulurent voir qu'un concurrent qui allait les gêner fortement.

Puis, nous avons eu en Suisse l'échec de la filature Pumping, qui après s'être longuement débattue et être arrivée à filer échoua finalement faute de matière première, malgré qu'elle eut elle-même créé une plantation aux Indes dont l'échec fut dû à l'emploi de la machine Faure.

Puis vinrent s'ajouter à cela les échecs de toutes les plantations qui crurent bien faire en employant les machines primées en 1900, Faure, Estienne et Lacôte & Marcou.

Et il fallut — certes de l'estomac à ceux qui comme MM. Duparquet d'une part, et Brun d'autre part, qui montèrent après 1900 des filatures à Lyon et qui réussirent et démontrèrent ainsi pratiquement, que la ramie non seulement pouvait mais était industrialisable, mais était industrielle.

Je dois dire ici que si ces Messieurs s'engagèrent dans cette voie, se fut grâce à mes ouvrages, ainsi que l'un d'eux l'écrivait récemment à un tiers — qui me communiqua la lettre.

Actuellement, la ramie a encore contre elle :

1º l'avis de tous ceux qui ne veulent voir dans la ramie que les échecs subits par elle sans vouloir en examiner les causes ;

2º tous les inepties intéressées de M. Hautefeuille qui sont : publications officielles, donc évangéliques pour le vulgaire ;

3º toutes les inepties débitées au Congrès de Java et que j'ai signalées précédemment ;

4º que les pouvoirs publics à la remorque des filateurs de coton ne voulant voir que le coton qu'on aura demain — rééditant l'histoire du

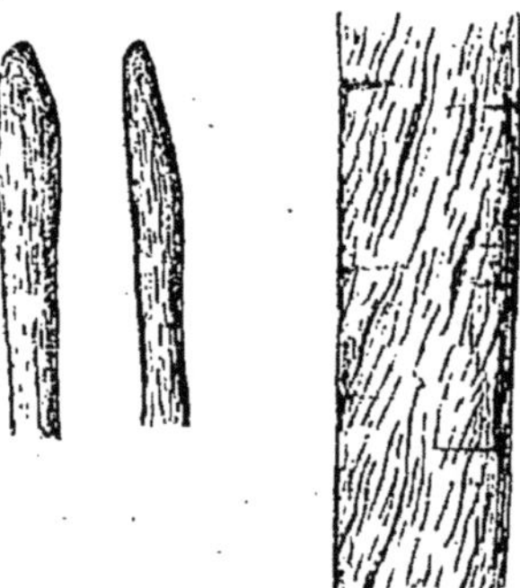

Fig. 16 — Fibre de ramie — Corps et extrémités

perruquier, considérablement agrandie — mais dont dans peu d'années, l'on verra les merveilleux résultats de toutes ces merveilleuses affaires montées sur le tam-tam et le bluff dont les initiateurs oublient et pour cause de répondre aux multiples critiques que leur ont fait de compétences autres que la mienne.

TROISIÈME PARTIE

PLANTES A FIBRES SUCCÉDANÉES DE LA RAMIE

ALLÆLANTHUS

Urticacées

A. ZEYLANICUS

Indes — Allandoo-gass

On retire du liber une fibre utilisée.

APOCYN, APOCYNUM

Plante dicotylédone appartenant aux Apocynées et à la tribu des Echitées caractérisée par les carpelles libres et la graine aigrettée.

Caractères généraux. — Corolle gamopétale et porte à la gorge du tube des appendices ligulaires, superposés aux pétales au nombre de cinq, entiers.

Entre l'androcée et le pistil, le pédicelle, est divisé en cinq lobes alternés avec les étamines. Le pistil se compose de deux carpelles medians fermés et libres, chaque placenta porte de nombreux ovules campylotropes, les styles libres à l'origine, se soudent de haut en bas dans le cours du développement, les ovaires demeurèrent distincts, au-dessous des lobes stigmatiques qui correspondent au dos des carpelles, il se forme un renflement discoïde contre lequel les anthères sont accolées par un liquide visqueux. Le fruit est un double follicule, la graine pourvue d'une petite aigrette de poils, renferme un embryon droit à cotylédons plans, avec un albumen charnu. (Voir latex.)

La tige est munie de poils unicellulaires en forme de navette, couchée sur l'assise périphérique et supportée par le milieu.

Plante periennale, feuilles ovales, longues de 6 à 9 cm. sur 15 à 25 m/m linéaires, oblongues, droites ou lancéolées, vert clair, fleurs disposées à l'extrémité des branches en petites grappes roses corolle à bractées subiolatées étroites à 5 pétales cylindriques droites, 5 étamines et deux fruits. Fruit, une silique longue de 150 à 200 m/m, et fine, 2 à 3 m/m, effilée à l'extrémité ; graines très petites, rondes unies de couleur rousse de 2 à 3 m/m et épaisses de 0.5 m/m munies de poils soyeux.

Racine, au nombre de 2 ou 3, une verticale et les deux autres latérales à 0.13 à 0.20 et s'étendant horizontalement sur 1 m. 50 à 2 m. 10 munies de nombreuses radicelles fines et longues.

Il existe deux plantes très répandues, l'*A. Sibéricum*, et l'*A. Vénétum ;* ces deux plantes ne paraissent présenter qu'une différence dans la vigueur, la seconde ayant une végétation moins vivace et des tiges de moindres dimensions.

Aspect. — La plante varie d'aspect suivant la situation, en terrain découvert c'est un arbrisseau à tiges assez grosses et très ramifiées de 1 m. 50 à 2 m. 15 ; à l'ombre les tiges sont fines de 4 à 6 m/m de diamètre, et ne sont ramifiées qu'au sommet par des petites branches chargées de fleurs, et atteignent 3 à 6 m/m.

L'écorce des tiges extérieures est brun foncé avec reflets rougeâtres, celles de l'intérieur sont grises. Ces tiges sont annuelles et se dessèchent l'hiver, dans les futaies ombragées elles sont sans résistance, et se maintiennent par les plantes avoisinantes ; au printemps elles contiennent un liquide laiteux, qui disparaît au moment de la maturité des graines.

Les feuilles présentent cette particularité, d'être de formes irrégulières, variables sur chaque pied, mais encore sur un même pied différant de la base au sommet.

La tige étant annuelle, reste attachée à la plante et au bout de peu de temps elle se trouve réduite à ses fibres qui s'enchevêtrent dans les branches sous l'influence du vent.

Habitat. — Largement répandu en Europe, il part des bords de l'Adriatique, en Italie à Venise, Trieste, Monfalcone, parcourt la Péninsule Balkanique, la Thrace, la Dobrouja, le sud de la Russie, la Crimée, puis remonte le cours du Volga, jusqu'à Kazan (55°40 de latitude Nord).

De là il se dirige vers la région Asiatique, en descendant vers la Caspienne, par la Transcaucasie ; il atteint une immense région située en-dessous de 40° parallèle et limitée au Nord par la Perse, au Sud par l'Afghanistan et le Turkestan ; à l'ouest par la Mongolie suivant le 82° de longitude, et au Nord par les Monts Altaï de la Sibérie au 46° de latitude nord.

Il s'élève jusqu'à 700 m. d'altitude.

La région intense se trouve dans la région des tougaïs ou marais des fleuves asiatiques, l'Amou-Daria et le Syr-Daria et de leurs affluents, et la plante atteint son intensité maximum dans les tougaïs de l'Amou-Daria, comme Bagaï-tougaï, Nazar-Khansky, Tchokaï-tougaïa, Noukouss jusqu'à Keguely et le lac de Daoukarinsky, et sur une partie des affluents Kouma-Darié et le Taldik sur la rivière Ily, etc.

A. ANDROSÆMIFOLIUM : GOBE-MOUCHES

Amérique du Nord — Canada : Spreading dogbane

Plante vivace, très traçante, tiges de 0 m. 60 à 1 m., feuilles ovales, aiguës, fleurs roses odorantes ; la graine à aigrettes donne une soie végétale.

Les mouches introduisent leur trompe dans le pavillon lequel est pris dans les étamines, s'engagent dans les anthères et elles se trouvent enlisées en voulant se dégager.

La plante est vénéneuse, la racine vomitive.

A. CANNABINUM — CHANVRE INDIEN

Amérique Nord — Canada — Indes : Canada Black Indian Hemp.

La plante donne un caoutchouc.

Les jeunes pousses se mangent crues ou cuites aux Indes.

La plante est vénéneuse. La racine donne l'apocynéine, glucoside, à propriétés analogues à la digitale, qui ralentit l'action du cœur tout en rendant ses contractions énergiques ; à dose toxique il le paralyse et l'arrête.

Son action est plus énergique que celle de la digitale, elle a une action diurétique puissante et ne donne pas de phénomènes d'accumulation, ses préparations sont toniques à haute dose.

ÉTATS-UNIS. — L'A. *Cannabinum* est cultivé dans le Minnesota, le Nebraska, l'Utah, la Nevada, et l'Arizona. Sa fibre est utilisée par les Indiens du Nord et dans les manufactures pour cordes et lignes de pêche ; c'est le *chanvre du Canada* ou duda-cloth.

A. INDICUM. — Indes.

Les jeunes pousses comestibles.

A. INVENTUS. — Cochinchine.
La racine tonique très utilisée.

A. VENETUM. — Italie : Tue chien de Venise.

Russie. — Canada.

Plante vénéneuse, la fibre est au Canada le chanvre soyeux du Canada et le *Kendir* en Russie. L'écorce des racines est utilisée par les Turcomans et donne le *Gas-gosh* ou oreille de vache, elle sert à teindre en rouge les cuirs de bottes.

RUSSIE. — L'A. *venetum* abonde dans le sud de la Sibérie, au Turkestan, en Transcaucasie ; son aire s'étend des basses latitudes du bassin de l'Oural à la mer Caspienne ; atteint une très grande taille et abonde à Semiretschi Eli, autour de la mer d'Oural.

La plante se trouve principalement dans les tougaïs, nom « Khirgiz » qui désigne les vastes espaces sur lesquels se déposent durant l'été les dépôts limoneux des énormes fleuves, evil que l'Amou-Daria, qui forme des bas-fonds se recouvrant de verdure.

Aucune culture n'est faite et l'on ne récolte que la plante sauvage, là où elle est le plus accessible.

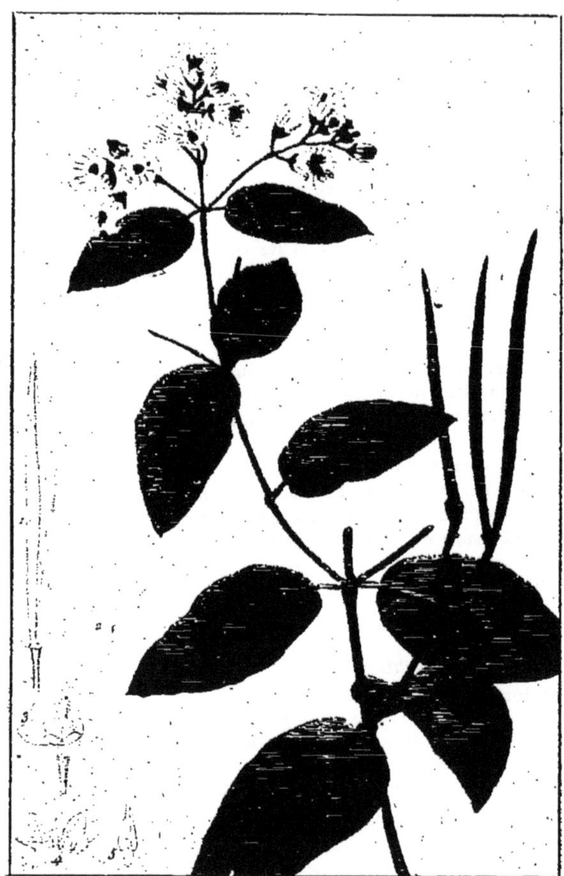

Fig. 17 — Apocynum audrosæmifolium

M. Tripolitow estimait la surface des tougaïs de l'Amou-Daria à 87.400 ha., et celle du Syr-Daria à 210.000 ha.

La récolte en est insignifiante, 4 à 500 pounds (6 à 8 tonnes), exportés en Russie, alors qu'elle pourrait atteindre des milliers de pounds.

Il est surtout utilisé par les Karopolpacks, les Khirgiz et les Cosaques de l'Oural et de l'Ily, pour leurs usages, ou pour les filets qu'ils vendent aux pêcheurs de l'Amou-Daria qui les préfèrent à ceux en autres fibres ; car le filet de chanvre ne durerait que deux à trois mois, et celui de Kendir cinq mois ; et à la pêche maritime le premier dure cinq mois, le second huit mois.

Ces filets valaient de 30 à 32 roubles le pound.

La culture a été préconisée à diverses reprises et en particulier par M. Tripolitow, en 1894, qui trouvait là, la très logique exploitation de l'immense surface inemployée et inemployable pour d'autres cultures des tougaïs de la région Caspéienne et asiatique.

De grands efforts ont été faits en vue d'une exploitation culturale et industrielle, tant par les particuliers que par le Gouvernement.

M. Bartriakow dit : on ensémence le chanvre qui épuise le sol et nécessite de grandes quantités d'engrais, tandis qu'on a sous la main le *Kendir* poussant à l'état sauvage, sans culture qui donne des filaments bien plus beaux et plus résistants sans rien changer aux habitudes passées.

M. Maucherat qui a cherché à mettre en œuvre la culture et l'industrie, m'écrit ceci : « Je fut forcé néanmoins de reconnaître que le plus grand obstacle gisait dans la question de décortication qui n'était pas suffisamment élucidée à cette époque.

Le protocole des délibérations de l'Administration de préparation des papiers de l'Etat porte une série de mesures préconisées pour remplir ce but :

1º création de dépôts, de remises ;

2º création de dépôts, de pépinières ;

3º essais de culture ;

4º exonération d'impôts ;

5º utilisation par les papeteries de l'Etat ;

6º indication des cours ;

7º abaissement des frais de transport ;

8º organisation de travail technique pour remplacer les moyens actuels ;

9º organisation d'essais de culture.

Toutes ces mesures sont bonnes, mais ainsi qu'on le verra par la suite, la seule dont l'importance surpasse toutes les autres, est le nº 8.

C'est également l'avis de M. Mancherat.

Et ici, il n'y a rien de particulier, le Kendir obéit à la règle générale de production économique des textiles ; pour pouvoir l'employer — bas prix de production.

Pour le bas prix de production, il faut la décortication mécanique en vert et le dégommage industriel.

FRANCE et ALGÉRIE. — Ed. Blanc en a préconisé la culture en Algérie vu l'analogie de climats avec la région Caucaso-asiatique du Kendir, et que l'on trouve sur les Hauts-Plateaux les terrains salés convenant à la plante.

Ed. Blanc en a préconisé la culture en Algérie vu l'analogie de climats avec la région Caucaso-asiatique du Kendir, et que l'on trouve sur les Hauts-Plateaux les terrains salés convenant à la plante.

Tant qu'à la culture en France, en Sologne, dans les Landes, que le même auteur préconise, je ne suis nullement de son avis, car le Kendir n'y trouvera pas ni le climat, ni les terrains salés, de plus c'est une culture à récolter la troisième année.

Climat. — Le climat subtropical, chaud et humide, paraît bien lui convenir ; elle croît jusqu'à une assez grande altitude. Mancherat l'a limitée à 2.000 mètres dans les monts Kauch-Kilangeh, au nord de la Perse.

Sols. — Le caractère particulier de cette plante est, d'après Boissier, d'être une plante caractéristique des terrains salés et il indique les salants littoraux comme son habitat. Le voyageur russe Pyevalski est du même avis et il signale l'avoir toujours rencontrée en compagnie des plantes habitant ce genre de terrains, telles que le *Populus Euphratica*, les Tamarix, les roseaux Halostachystabica, le *Lycium ruthenicum*, les *Asparagus*, etc., les joncs, le saule, le Peuplier de l'Euphrate, le Réglisse.

Les expériences de culture faites en Bessarabie, dans les terrains marécageux ont donnés de bons résultats. Les bas-fonds submersibles, le bord des lacs et rivières abrités par des arbres ou situés au Nord, sont les meilleures situations.

Des remarques faites et des essais il ressort que la culture peut être entreprise dans des situations autres que celles indiquées ci-dessus ; M. Moucherat en a trouvé sur des collines boisées, sur les pentes desséchées d'un canal, en terrain sec et fixable, mais il présente alors une végétation rabougrie et branchue. Quelque soit le terrain vu la disposition des racines, il faut un sol profond et divisé, de préférence argilo-sableux.

Reproduction. — On plante par graines, rhizomes ou boutures, avec grande facilité, la graine demande seulement d'être recouverte d'une légère couche de terre, — non recouvertes elles ne germent pas. On sème avec millet ou plantes analogues, pour donner de l'ombre aux jeunes tiges ; il faut environ trois ans pour obtenir des tiges de 1 m. 50 à 3 mètres.

Pour cultiver en terrains marécageux, on place les graines, deux, trois ou quatre, dans de petites boulettes de glaise, et on les plante dans un endroit humide, bien ensoleillé et débarrassé durant la végétation de la première année de toutes mauvaises herbes. Par ce moyen on a obtenu : plantation commencement de mai, en juillet premières pousses, puis rapidement végétation de 15 à 20 cm. de haut, transplantation et l'hiver elles atteignent 35 à 45 cm.

Pour bouture, ce moyen n'est pas à employer, car la plante contient des vaisseaux lactifères ce qui rend impossible la reproduction par ce moyen.

Par rhizomes la reproduction est le moyen le plus sûr, et le plus rapide. On doit écarter les plantes, vu la grande dimension des racines.

Floraison. — Dure de mai à fin août, la maturité de la graine de juillet à octobre, il en résulte à la fois des fleurs et des graines mûres sur une même branche.

Récolte. — Les tiges sont récoltées par les indigènes généralement en novembre et décembre ; lorsqu'elles sont sèches les indigènes prétendent qu'elles sont de meilleures qualités et donnent des filaments plus clairs ; quelquefois on récolte plutôt de septembre à octobre, mais jamais au moment de la floraison ; les indigènes prétendent qu'à cette époque la fibre n'est pas formée mais seulement le suc laiteux qui se transforme en fibres.

Note. — Ceci est une erreur ; le jus disparaît au moment de la germination des graines, comme cela a lieu dans les autres plantes.

La filasse est formée dès cette époque, mais noyée dans les tissus vasculaires ; son extraction est impossible à la main, tandis que lorsque la tige est sèche, les tissus sont disparus, et la fibre n'est pas agglomérée, et forme alors sous l'écorce un ruban assez résistant.

L'opinion de Brudowsky disant qu'on doit récolter en mai, pour avoir une fibre fine pour tissus, et en hiver pour une fibre grossière pour cordes est donc toute à la fois exacte et inexacte, suivant le point du vue auquel on se place ; la fibre ou le résultat du traitement.

La récolte doit se faire lorsque les graines sont mûrs, et les tiges débarrassées de leur jus laiteux.

Durée d'une culture. — La plante est pérenniale, sa durée est probablement très longue, 15 à 20 ans, comme celle de la ramie ; elle n'a pas été jusqu'à ce jour exactement déterminée.

Mode d'extraction actuelle. — On coupe les tiges en automne lorsqu'elles sont sèches et même ayant subit un commencement de gelées ; on les laisse reposer l'hiver. On coupe ensuite les têtes et les branches et l'on choisit de préférence les tiges longues du centre, qui se travaillent mieux ; puis on les place sur le sol ; on les arrose et on les recouvre avec des feutres pour conserver l'humidité. Vingt-quatre heures après, on les racle avec un coûteau ; on ouvre la tige en deux, puis on casse le sommet de la tige, on en détache la filasse, et on l'enroule sur une cheville de bois, puis on tire la cheville, la filasse se détache sur une certaine longueur ; l'autre côté est retiré en même temps en se servant du bout de la tige, resté adhérent, on casse ensuite la partie ligneuse dépelliculée et l'on opère de même sur une autre portion, et ainsi de suite jusqu'à ce que toute la tige fût dépouillée. On obtient ainsi une filasse de premier choix, et une partie de la fibre est restée adhérente au bois, on la retire ensuite, et l'on a un second choix qui s'appelle le *Kabak* ou *Kabouik*, lequel ne sert qu'à la fabrication des cordes, tandis que le premier sert pour les filets. Les hommes coupent et grattent les tiges, les femmes et les enfants décortiquent la tige ; on obtient ainsi par jour et par homme, de 200 à 600 gr. de filasse, suivant l'ouvrier.

L'agronome Brodowsky a suggéré l'idée d'appliquer au *Kendir* le mode de rouissage employé pour les autres textiles, lin, chanvre, etc., mais il n'a jamais été employé ; il est certain qu'il pourrait l'être avec avantage sur celui employé.

Noms des fibres.

Russie	Kendir ;
Region de l'Amau-Daria	Kizil Kendir (*A. venetum*) ou Kizil rouge, Kourka ou Torka ;
Etats-Unis	Chanvre indien ;
„ „ (Virginie) . .	Chanvre de Canada,Dodo-cloth ;
Suède	Nilsk-hemp ;
Bagdad	Dumb-i-roba, queue de renard ;
Kundar	Dumb-i-gosalla, queue de veau.

Dès *1867* la commission d'organisation des territoires Semiretchensk et du Syr-Daria occupés par les Khirgiz, signala le Kendir et le Dr Bachkiarow en réunit les échantillons.

En *1869* des échantillons furent présentés au Musée Agricole puis à l'Exposition des Manufactures en 1870 ; des études en furent faites par la Société Technique Impériale Russe.

En *1872* et *1873* les Expositions de Moscou et de Vienne présentaient des fibres et des tissus de Kendir.

En *1890* une notice de M. Brodowsky résuma les travaux du Dr Buchtrakow, le professeur Max Cornu du Muséum d'Histoire Naturelle de Paris, en entudia divers échantillons

En *1894* à la suite des essais faits par le Gouvernement russe, M. Tripolitow publia un rapport très bien fait sur la plante, son exploitation et son utilisation.

M. Edouard Blanc donna à la Société Nationale d'Agriculture un résumé de ce rapport.

Moi-même en *1899* ayant reçu le rapport de Tripolitow et des échantillons de M. Mancheral et une étude sur l'exploitation possible m'ayant été demandée; je conclus favorablement et j'en publiais un résumé dans les « Cultures Coloniales ».

Je voulais la compléter et faire d'autre essais industriels, malheureusement un accident d'usine atteignit mes échantillons qui furent perdus.

Fibre longue, fine, soyeuse et solide, jaune clair ; celle produit en Russie est de couleur brun saumon ; elle est généralement en filaments, longueur de 25 à 40 cm., cela provenant du mode actuel d'extraction opérant pour arrachage ; par tout autre moyen elle aurait comme les autres, la longueur des tiges. La couleur brune est due au séchage de la pellicule sur la fibre comme cela arrive pour tous les textiles.

Fibre élémentaire. — La fibre élémentaire a 25 m/m de longueur et 2 à 4 μ de diamètre; elle est irrégulière avec pointes effilées, la section est tantôt circulaire, tantôt applatie avec stries triangulaires dans la section transversale, le lumen est cloisonné.

Caractères chimiques

Alcali fort	sans changement;
Acide azotique . . .	gonflement;
Acide sulfurique . .	détruit;
Acide sulfurique et iode	colorisation bleu foncé, gonflement et dissolution.
Matières minérales . .	1%.

Il ressort de ces réactions, que la fibre est de la cellulose presque pure.

Les essais de la section de service des papiers de l'Etat russe ont données les résultats suivants :

	Longeur en mm.	Diamètre en μ		
		maximum	minimum	moyen
Kendir . .	3,5 à 8	28 à 39	2 à 13	20 à 25
Lin . . .	4,5 à 10	24 à 36	4 à 10	15 à 17
Chanvre .	1,5 à 8,2	19 à 36	3 à 7	13 à 21
Ramie . .	5 à 25	80 à 176	51 à 72	20 à 25
Coton . .	2,7 à 3,8	21 à 30	4 à 11	21 à 30

Résistance à la rupture

	maximum	minimum	moyen
Kendir . . .	25 à 52	2 à 23	28 à 30
Lin	28 à 68	4,9 à 23	17 à 37
Chanvre . .	117 à 32	10 à 12	14 à 22
Ramie . . .	74 à 84	23 à 71	55 à 72
Coton . . .	9 à 15	4 à 9	7 à 12

ETAT NORMAL

La fibre produite actuellement par les Khirgiz, est en réalité du décortique à l'état sec, c'est-à-dire l'écorce fibreuse débarrassée de sa pellicule par le grattage, mais contenant toutes les gommes des tissus vasculaires plus ou moins resignifiées.

C'est un produit analogue à celui obtenu par les Chinois avec la ramie et dénommé China-grass, lequel a déjà perdu quelque peu de ses gommes, alors que celui-ci les a toutes ; pour être utilisé industriellement, il faut qu'il soit comme le China-Grass, dégommé, c'est-à-dire débarrassé par un procédé chimique de la gomme.

A la suite de l'envoi qui m'a été fait en 1899 par le Prof. Maucherat pour que j'en fasse une étude, j'ai soumis les fibres indigènes à l'opération du dégommage et j'en ai obtenu un produit analogue à celui donné par la ramie, tout aussi brillant et soyeux, mais beaucoup plus fin ainsi que cela était à prévoir si l'on veut considérer le tableau précédent des dimensions des fibres élémentaires et qu'il peut rivaliser en tous points avec le lin.

M. Maucherat a pu écrire ensuite : Du kendir que j'ai envoyé à Paris à M. F. Michotte, malheureusement en très petite quantité et qu'il a dégommé, a rendu des filaments pouvant produire de très beaux filés.

Emploi. — En Russie elle constitue un article commercial.

Aux Etats-Unis elle est utilisée par les indiens et par les manufactures de corderie, comme cordes, lignes de pêche, filets de pêche, et comparativement la résistance qu'elle présente à l'eau au chanvre et au lin.

Tissus. — Actuellement on se l'utilise que pour des toiles grossières vu que les filaments soudés par les gommes ne peuvent produire des fils fins, mais il n'en sera plus de même en les isolant par le dégommage, on pourra alors produire tous les tissus que l'on produit avec le lin.

En Suède, elle donne des étoffes et des cordes. La tribu Turcomane des Kayak de l'est de Bokhara en tire des toiles dites : *Katan.*

Corderie. — Pour corderie elle serait également supérieure et des essais ont donné : Chanvre 2, lin 5, kendir 6, et des filets ont durés 8 mois au lieu de 5 en chanvre.

Papeterie. — Des essais ont été faites dans les manufactures de l'Administration de l'Etat Russe, et on en a obtenu un papier de qualité supérieure qui a dû être identique à celui donné par la ramie, lequel est en France utilisé pour les Billets de Banque:

Comme matière première actuellement vu le prix et la faible quantité produite on ne peut guère l'employer à moins que pour des papiers de grand luxe ; quand on la produira économiquement cette fibre pourra être utilisée comme actuellement la ramie et le lin — c'est-à-dire en papier de luxe.

Prix actuels. — Les prix en Russie varient considérablement suivant les moments, les demandes et les endroits, aussi trouvent en des écarts considérables dans les prix indiqués : de 26 à 400 francs les 100 kg. avant-guerre. L'Administration des papiers de l'Etat russe avait offert d'acheter 655 tonnes au prix de 1.150 à 1.400 francs.

Est-il nécessaire de dire que le cours de 4.000 francs la tonne est un prix qui rend le Kendir inemployable en industrie ; le lin valant de 1 fr. 50 à 2 francs en Europe et en Russie (avant-guerre).

Conclusion. — Les conclusions à tirer sont celles-ci :

1) Plante industrielle de grande valeur,

2) Culture très facile et peu coûteuse ne gênant aucune autre,

3) Extraction facile par la décortication à l'état vert,

4) Grande utilisation par production économique venant concurrencer le lin, le chanvre et la ramie.

Médecine. — La médecine utilise l'*A. cannabinum* provenant de l'Amérique du Nord et qui contient l'azocyne, de la résine, de la cire, du caoutchouc, de la gomme et de l'amidon, la racine est utilisée en poudre fine en infusion, en décoction, en teinture et en extrait fluide.

L'*A. cannabinum* contient dans sa racine deux principes actifs : l'*apocyne* et l'*apocyneine*, le premier est un résinate provoquant l'arrêt du cœur ; le second un glucossique se rapprochant de la digitale, et ayant une action analogue mais moins longue, mais actif sur la pression sanguine périphérique.

L'*Apocyneine* a une action duirétique très puissante ; il n'a pas d'action cumulative ; il est recommandé pour stimuler et régulariser l'action du cœur.

L'*A. Androsœmifolium* de l'Amérique du Nord, a sa racine utilisée en teinture.

GESNOUINA

Urticacées

G. ARBOREA. — Ténériffe.

Herbe perennale dont on retire une fibre analogue à la ramie (*Savorgnan*).

GIRAUDIANIA

Urticacées.

G. HETEROPHYLLA. — Orig. Coromandel. Australie Sud : Victoria. Cultivé en Assam.

— 136 —

G. PALMATA. — Indes Néerlandaises: *Nilgerry nettle; the gelgherei nettle.*

Indes: Gota. *Kahum-bilya; Daoun setan.* Tamoul *Silma-bahbur.* Assam. *Hoeroe-surat; serpah; herpah;* Sylhet, Nepaul, Birmanie.

Iles de la Sonde: *Koemis-badak.*

Chine: *Theng-Ma.*

Inde française: *Ortie de Gilgerrhy.*

Herbe talante très productive, tiges de 1 m. 20 à 1 m. 80 à écorce rougeâtre, aiguillonnée, feuilles alternes, petiollées, cordées, serretées, les fleurs sur pedoncules axillaires, les inférieurs à fleurs mâles, calice 4 sépales, concaves obtus égaux, 4 étamines étallées, les fleurs femelles solitaires à 2 sépales concaves; ovaire libre ovale; akène ovale comprimé entouré du calice.

Cultivé en Chine; dure 3 à 4 ans, semé en sols d'aluvion, récolté en janvier et juillet, donne deux coupes annuelles, de 500 à 700 kilos fibres à l'hectare.

Fibre. — La fibre de cette espèce est utilisée aux Indes et au Koukan en Chine, mélée ou non à la laine pour tissus ou corderie.

Fibres douces, soyeuses, de bonnes forces et de couleur variant du blanc au rouge brun, ressemble à la ramie mais plus dures et moins soyeuses.

	Imp. Institut	Cross et Bevan
Humidité	7.6	7.3
Cendres	2.4	1.5
Pertes par Hydrolyse γ	3.2	2.5
Pertes par Hydrolyse β	5.9	9.7
Purification par acides	3.2	2.5
Cellulose	73.7	89.6
Fibres élément. mm.	150 500	

Remarquable pour la longueur de la fibre élémentaire, la résistance aux alcalis et la quantité de cellulose. Fibres de haute qualité commerciale.

LAPORTEA

Urticées:

L. CANADENSIS. — *Ortie du Canada, Canada nettles* (1).

Venace croft jusqu'à 1.650 m. d'alt. A été cultivé en Prusse.

L. ANACARDOÏDES. — Philippines.

---

(1) En été désigne jadis sous le nom de Bœhmerie candicans et confondu avec la ramie.

L. CRENULATA, Fever ou *Devil's Nettle.*

Aherputa ou *suram* de l'Assam et du Bengale.

Croit en Himalaya N.-E. Assam, Gattes, Birmanie, Malacca, Ceylan. .

Arbre de 20 à 25 m. arborescent d'Australie et des Indes, armé de poils urticants dont l'action très intense sur l'homme et les animaux dure plusieurs jours, et ses exhalaisons délétères provoquent des écoulements des yeux et du nez.

L. GIGAS. — Gigantic Nettle Tree of Australia. (L'arbre gigantesque piquant d'Australie.) Indes, Australie, Queensland, Nouvelle-Galles du Sud ou *Goa-mao-muh.*

Natif d'Australie abonde sur les rivières du Nord et dans le Queensland, Nouvelle-Galles du Sud, et aux Indes. De 30 à 50 mètres et de 4 mètres de D. ; sa base de contreforts réguliers se relient régulièrement aux branches, à la hauteur des branches et peuvent atteindre de 36 à 42 mètres, le tronc est divisé en une forme régulière munie d'une large tête très étendue excitant l'admiration par son extraordinaire force. Les feuilles ont de 36 à 45 cm. de largeur et une grande longueur particulièrement les jeunes ; elles secrètent un liquide très virulent causant de fortes souffrances.

Ecorce tannante utilisée.

Bois mou et fibreux, bon pour pâte à papier, séché, donne de l'amadou.

L. PLATINOPHYLLA. — Arbre ortie Barkaïe.

Australie, Queensland Nouvelle-Galles du Sud. — *Small leafed nettle.*

Abonde dans les forêts australiennes de Clarence et de Richemond.

Remarquable par sa double écorce, une interne et une externe, de 9 à 15 mètres et plus ; le tronc est un cylindre creux de 90 cm. intérieur, extérieur de 2.40 à 3.60, et la paroi intérieure est recouverte d'une écorce analogue à celle extérieure mais diffère de force et de couleur ; l'arbre ne dépérit pas et paraît avoir une croissance vigoureuse.

Bois mou, pourrit très vite, fibreux.

L. PELTATA. — Java, Timor, Birmanie.

L. LUZONENSIS. — Philippines

L. MINDANENSIS. — Philippines.

L. LANNENSIS. — Philippines.

L. MOORIODES. — Australie.

L. MORIDIFOLIA. — Grand arbre du Queensland.

L. PTEROSTIGMA. — Japon, *Mamushi-No-Ki, Arbre vipère,* Formose.

Arbuste 3 mètres ; feuilles longues et larges à poils piquants, produisant sur la peau une douleur urticante des plus violentes pour l'homme et les animaux ; ces piqûres sont invisibles, mais leur effet dure des mois quand on les touche, qu'on les lave ou que le temps est humide ; aussi est-il considéré comme une mauvaise herbe.

L. PUSTULA.

Amérique du Nord, Cuba, Mexique.

Herbe, croît sur les plateaux du Mexique, cultivé en Louisiane et au Mississippi donne 3 à 4 coupes annuelles.

Fibres

Les divers Laportea donnent des fibres utilisées.

L. CANADENSIS ou chanvre vivace.

Avant l'emploi du coton les fibres étaient utilisées particulièrement en Allemagne et donnaient le *Nesseltuch* ou toile d'ortie.

L. CRENULATA.

Fibre blanche, fine, forte, suivant Cross et Bevan.

Utilisée par les indigènes de l'Assam pour toiles dures et cordes.

L. GIGAS. — *Chanvre de Rangoon, Goa-mao-mah*, ou *sutraie d'Australie*. Fibre fine et très forte, utilisée en Australie pour cordages très résistants, et comme lignes de pêche aux Indes. La fibre obtenue de l'écorce des racines est encore de plus grande force.

Les fibres du *L. platinophylla* et du *L. Gigas*, sont utilisées par les arborigènes d'Australie.

LEUCOSYKE

Urticacées.

L. ALBA. — Ind. Néerland., *Angin-angin* Ki-buntur.

Fibres. — Indiqué comme textile par le Muséum de Haarlem.

MAOUTIA

Urticacées.

M. PUYA. — Indes : *Wild hemp ; pua hemp ; Poi, pûa* (H) ; *Yenki* (Be) ; *Puya* (Nepaul) *Sat-sha* yuet (Birm).

Tonkin

Sauvage, tiges à piquants inoffensifs, feuilles blanches en-dessous.

Croît dans les hautes montagnes de l'Himalaya, atteint l'altitude de 1.900 m., répandu de Kumaon à Garhwal jusqu'au Nepaul, dans la vallée de l'Assam, la Birmanie, les Détroits et le Japon.

Fibres. — Fibres de l'écorce analogue à la ramie pas difficile à extraire, utilisée pour filets de pêche extra-solides. Donnant au Tonkin le chanvre *piva*.

MARSDENIA

Asclepiadacée comprenant 76 espèces cataloguées, répondues dans la région tropicale des Antilles de l'Himalaya au Brésil en Australie, certaines espèces se trouvent à Madagascar, en Nouvelle-Caledonie et en Cochinchine.

M. CONDURANGO.

Brésil, *Mato perro, Tuc chien, Herbea cancer*, Equateur, Vénézuéla, Colombie, Cordillières des Andes.

Le Dr Vulpins a retiré de l'écorce une substance pulvérulente, jaunâtre, aromatique à saveur amère, soluble dans l'alcool laquelle serait un mélange de deux glucosides ; la *condurangine* a une action toxique sur le système nerveux central et provoque des phénomènes ataxiques, mortelle à 2 mmgr. par kilo pour les carnivores et à 6 pour les herbivores.

L'écorce a été préconisée comme tonique amère en prendre à dose de 1 à 4 gr. en teinture ou en extrait alcoolique à 1 à 2 gr.

M. ELLIPTICA. — *Marsdenia à feuilles elliptiques.*

Guadeloupe

Arbuste grimpant, fleur à corolle pourpre, campanulée, lobes ciliés.

M. LATIFOLIA. — Congo belge, Liane.

M. SCHIMPERI. — Erythrée, Liane.

M. CORDIFOLIA Choux. — Madagascar. Liane à latex blanc visqueux. Feuilles blanches.

Dunes boisées entre le Fihéréna et le Manombo ; dunes des environs du lac Tsimanampetsa.

M. CRYPTOSTEMMA Choux. — Vallée du Sambirano.

M. QUADRIALATA Choux. — Liane (ou arbuste buissonnant) latex poisseux, rare dans la tige, abondant dans le fruit qui est tétraptère. — Alluvions de la Linta, près d'Ankazontaha.

M. TINCTORIA. — Assam : *Borger.*

M. THYRSIFLORA. — Indes.

M. PANIFLORA. — Cuba.
donne indigo.

M. TRUNCATA.

Laos : *Bok, bonank.*

Madagascar : Commune dans l'Ambonga et le Boïna.

Liane grêle à tronc garnie de lenticelles saillantes, éparses de 1 cm. de D. ; les jeunes branches velues ; feuilles velues à pétioles velu de 2 à 5 cm., limbe ovale ; très aigu au sommet ; cordés à la base de 4 à 9 cm. sur 3 à 8 ; cinq saillants en-dessous ; inflorescences velues vert-jaune, terminales ou axillaires en cymes lâches multiflores ; calice de 2 m/m 5 très divisés, à sépales ovales — velues extérieurement ; corolle, tube renflé avec cinq touffes de poils dressées ; anthères surmontées d'une membrane triangulaire, chaque étamine porte un appendice court, pollinies dressées ovides, étroites ; ovaire, style court et épais ; stigmate large à la base ; étranglé en haut.

Follicules solitaires cylindriques de 8 cm. de longueur, à extrémités obtuses avec dépression à cette supérieur surface glabre, recouverte avant maturité d'une pruinosité blanchâtre, les pedoncules sont velus ; graines ovales ; aplaties de 1 cm. sur 4 cm., tronquées au sommet avec aigrette blanche de 2 cm. Latex blanc et poisseux (Jumelle).

Les feuilles donnent un indigo.

M. BREVISQUAMA, nov. sp. (Jumelle).

Madagascar — Majunga et Boïna.

Liane à jeunes rameaux pubescents, feuilles et pétioles velus, feuilles ovales, aiguës au sommet ; cordées à la base, fleurs vert jaunâtre, axillaires brièvement pédicellées ; calice de 4 m/m, très divisé à lobes ovales, allongés, obtus, velus extérieurement ; corolle rotacées, tubes de 1 m/m 5 à lobes de 3 m/m 5 ; pubescents à l'extérieur, anthères à membrane ovale rabattue, les pièces de la couronne sont de petites céasilles. Ovaire ovoïde à style court et à stigmate large surbaissé, latex blanc et poisseux.

M. TENACISSIMA. — Indes : *Rajma hal creep.*

Fibres.

Indes. — *Ra-Hemp ; Ra-bow-string ;*
Bengale. — *Iti, Chité.*
Ceylan. — *Muruva, dul.*
Hindoustan. — *Tongus, Merkual.*
Laos. — *Mak-ham-ling.*

Croît dans le Bas-Himalaya, Assam et Birmanie, les basses îles du Bengale, en lieux bas et stériles, abondant sur les collines.

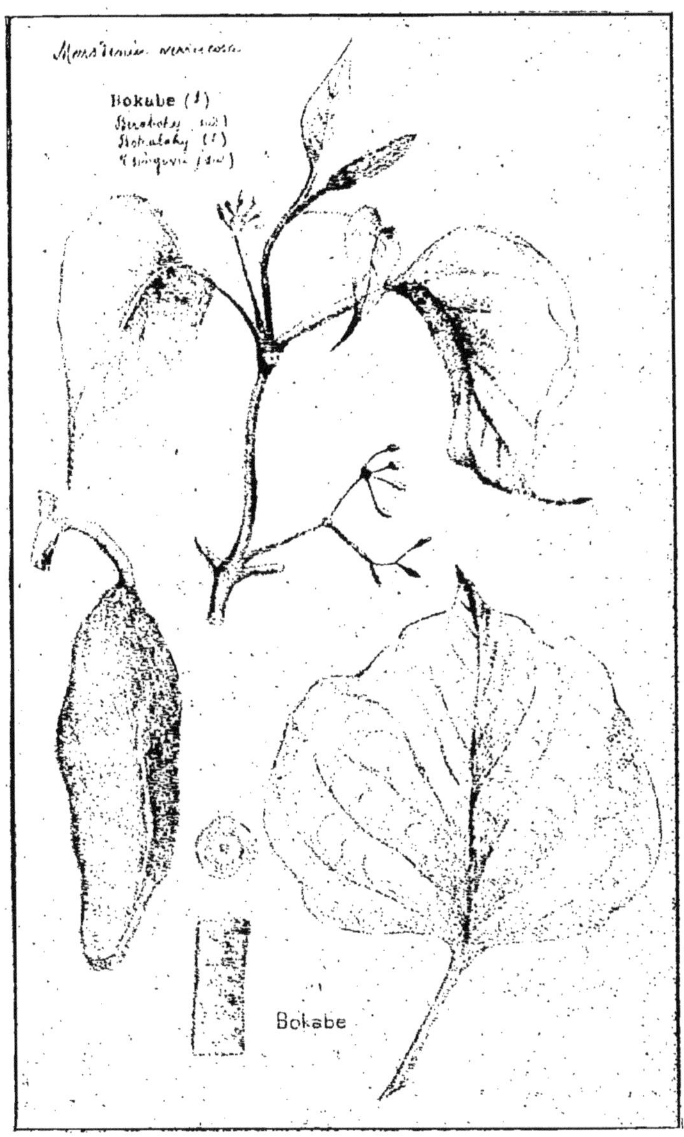

Fig. 18 — Marsdenia verrucosa

Feuilles en cœur, fleurs jaune-verdâtre, échancrées à la base, poilues, très grandes, 10 à 20 cm. sur 8 à 14 cm. de largeur. Corolle urcolée ou en grelot, tube pubescent, extérieur glabre en dedans. Inflorescence très ramifiée, coronule à 5 écailles, soudées en bas des étamines, terminées en pointe.

Produit un latex caoutchoutiféré, feuilles médicinales.

M. MADAGASCARIENSES. — Madagascar : Dangalora.

M. WIGHT. — Indes, Himalaya.

Grande Liane

M. VERRUCOSA. — Madagascar, Bokabahy, Tsingovio.

Assez commune dans le N-O., le Betsileo sud et sud-ouest. Liane ou buisson, robuste à tronc gris rugueux, croît rapide, fruit vénéneux. La graine à spermoderme externe faiblement papilleux, endosperme mince excepté aux sommets, cotyledons huileux, rectilignes face à face.

Latex 10 à 12% caoutchouc médiocre, difficile à coaguler, est mêlé par les indigènes à celui de Landolphia comme fraude ; le latex du fruit est également utilisé.

Fibres

Les espèces *M. Wight, M. tenacissima* sont utilisées. On coupe la plante aux nœuds et on la fait bouillir avec des cendres ; la fibre de l'écorce est la *Jetée fiber*, elle est forte et durable ; employée par les montagnards des Rajmals pour cordes d'arcs, filets de pêche et toiles ; mais moins souple que le chanvre.

Analyse de l'Imperial Institut

Humidité	7.7	4.5
Cendres	1.5	1.5
Pertes	—	—
Hydrolyse α	7.8	6.2
— β	8.9	10.1
Mercerisation	4.9	4.6
Purification par acides	3.5	0.8
Purification par nitration	35.9	31.0
Cellulose	91.5	88.3
Fibres élémentaires m/m	10 à 20	5.20

La fibre n'a que peu ou pas de lignocellulose, très résistante à l'alcali, comme l'indique le peu de pertes à l'hydrolyse et à la mercerisation ; sa remarquable qualité est son haut pourcentage de cellulose et sa large augmentation de poids à la nitration.

La fibre considérée comme très forte, mais les échantillons trop courts ne pouvaient être utilisées à la filature (1). Les échantillons de 35 à 45 cm. furent évalués 375 à 450 francs la tonne, ceux de 0 m. 90 à 1 m. 50 de 875 à 1.000 francs.

Résistances d'après Roxbury

Chanvre	80 à 95 kg.
Marsdenia	124 à 172 —
Lin	75 kg.
Sunn	90 —

OBETIA

Urticacées.

O. FUCIFOLIA. — Réunion. — *Bois de source blanc, bois d'ortie.*

Arbuste, feuilles longues, cordées, palmatifides, dentées grossièrement ; fleurs petites en grappes larges composées, croît en bois humides ; un peu urticant.

Donné comme purgatif pour chevaux, remède contre l'asthme.

O. LACINIATA : Madagascar.

O. MORIFOLIA : Madagascar.

O. PINNATIFIDA : Madagascar.

Tous trois très communs à l'intérieur de l'île.

Fibres. — Les tiges seraient fibreuses.

PARIETARIA

Urticacées, tribu des Urticées.

Herbes à feuilles isolées divergentes, graine à embryon droit ; albumen charnu, peu abondant. Croît sur décombres et vieux murs.

P. DIFFUSA. — Europe méridionale.

Tiges minces ; rameuses, feuilles alternes, pétiolées, ponctuées 6 à 8 cm. sur 4 à 5 cm., ovales, lancollées ; oblongues, entières sur les bords, accuminées au sommet, atténuées à la base, nervure médiane, 2 à 3 latérales convergentes.

Plante entière verte, pubescente, à poils, rudes ; fleurs polygames, en glomérules axillaires et sessiles, à involucre commun, petites verdâtres, les hermaphrodites formées d'un calice, 4 à 5 folioles égales

---

(1) Ceci provient de ce que l'on coupe à chaque noeud.

soudées à la base, étamines opposées aux pièces du calice à filet incurré se détendant à maturité ovule uniloculaire à style court, stigmate en pinceau, les fleurs mâles sans ovaires, les femelles sans étamines.

La plante est médicinale, sa saveur mucilagineuse un peu âpre et saline, contient du nitrate de potasse.

P. DEBILIS.

République Argentine : *Ancha.* — Paraguay : *Caapigury.* — Australie, Angola.

B. ERECTA. — Europe Sud.

Rameaux plus court que les feuilles, mêmes caractères que le *P. diffusa.*

P. OFFICINALIS. — Madagascar, Europe.

Racine vivace, tige dressée, rameuse velue, rougeâtre, feuilles alternes, pétiolées accuminées entières, velues, fleurs polygames petites par 3 en deux fleurs femelles, et une hermaphrodite.

Fibres. — Les tiges seraient fibreuses.

PIPTURUS

Urticacées.

P. ARBORESCENS. — Philippines.

P. ARGENTEUS. — Origine Australie.

Indes, Malaisie, Malacca, Iles du Pacifique, Australie, Queensland, Nouvelle Galles du Sud : *Native Mulberry, Natif Kongongu, Plante à toile d'herbe.*

Marquises, Iles de la Sonde, *Puté.*

Tahiti, *Roa.*

Amérique du Nord.

Croît sur les bords des eaux et dans les criques, donne plusieurs récoltes annuelles, sa culture est facile.

Arbre de 15 à 20 mètres, ou arbrisseau non herbacé, feuilles grandes, ovales, serratées, et blanche en-dessous ; fleurs blanc transparents.

L'écorce donne une teinture brune.

P. ASPER	Cuba
P. GAUDICHAUDIANUS . . .	Cuba — Iles du Pacifique : Hawai *Manaki.*
P. INTEGRIFOLIA	Madagascar, *Fotsimimadita* (Bl).
P. NIVEA	Nouvelle Caledonia
P. ASTUANS	Nouvelle Caledonie.
P. PELLUCIDUS	Nouvelle Caledonie.
P. REPANDUS	Phillipines — Java.

P. VALATIMUS — Fausse ramie

Nouvelle Calédonie, *Aone,* (Pah) ou *Dex,* Iles de la Sonde, Java Moluques Tjammoen (S), Tahiti, *Boa, Poa.*

Commun à l'état spontané.

Grand arbre de 8 à 10 mètres, feuilles alternes pétiolées, équilatérales ; fleurs dioïques en glomérules ; fleurs mâles, calice 4 à 5 lobes, ovales aigus, 4 à 5 étamines, calice des fleurs femelles, ovoïdes, ovaire, uniloculaire, uniovulé ; akène entouré du calice accru.

Fibres

Les diverses espèces donnent une fibre très résistante analogue à celle de la ramie, mais avec striation radiale en coupe transversale ; elles résistent à l'eau et sont utilisées pour ceintures, pagnes et jadis mêlées à celles du *Broussonetia,* particulièrement celles du P. Gaudichaudianus pour en fabriquer les *Tapas* ou vêtements d'écorce.

La fibre du *P. propinqus* est la plus appréciée des indigènes.

Le *P. velatimus* est utilisé pour filets de pêche. Les fibres sont connues à :

Java : *tjausmœn* ;
Nouvelle Calédonie : *Deo ;*
Tahiti : *Roa.*

POUZOLZIA

Urticacées.

P. DEMIDATA. — Congo Belge.

P. INDICA.

Cochinchina, Inde Franç., Indes

Spontané dans les forêts de l'Inde française.

Herbacée vivace cespiteuse ; multiple diffuse, mince ; feuilles ovales aiguës, entières trinervées, velues, apposées ; fleurs polygames, axillaires verticéllées en petites glomérules ; calice 4 sépales velues, 4 étamines libres, ovaire uniloculaire, uniovulé ; akène, droit ovoïde comprimé, lisse brillant, entouré du calice persistant. Plante émolliente diurétique.

P. GUINENSIS. — Congo Belge.

P. OCCIDENTALIS. — Venezuela.

P. ROTHIANA. — Inde française.

P. PENTENDRA. — Philippines, Indes, Java : *Aran, Aerangan.*

P. TUBEROSA. — Indes.

Racine contournée, comestible :

P. ZEYLANICA. — Asie tropicale, Malaisie, Guyane : *Ortie rouge,* *Zouli rouge,* Iles de la Sonde.

Fibres. — Les *P. vimenea* et *indica* donnent des fibres utilisées, celles du premier seraient utilisées en Hollande et seraient analogue à la ramie; utilisées à la Guyane, au Nyassaland c'est le *Lichop wa fiber.* — La fibre élémentaire a 3,7 m/m à 15,2 m/m.

PROCRIS

Urticacées, tribu des *Urticées.*

P. CEPHALIDA, Réunion.

Herbe périennale, monoïque, tige charnue, glabre; fleurs inéquilatérales lancéolées, entières, dentées au sommet; longuement et étroitement accumulées; fleurs en glomérules.

Fibre. — La tige serait fibreuse.

SARCOCHLAMYS

S. PULCHERRINA.

Indes, Ceylon, Assam, Birmanie, Sylhet, Iles Khasra, Chittagong, Indes Neer., Sumatra.

Arbrisseau ou herbe à tiges de la grosseur d'une jambe; l'écorce donne une fibre très résistante utilisée pour cordes.

TOUCHARDIA

Urticacées.

T. LATIFOLIA.

Hawaï: *The Olona of Hawaï,* Sandwich.

Herbe de 1 m. 20 à 2 m. 40 croissant au fond des ravins inondés et forêts humides; ne croît pas en plaines.

Grandes et larges feuilles pétiolées de 22 à 40 cm. sur 15 à 25 cm.

Fibres. — La fibre, dite *Olona,* très forte, facile à extraire, semblable à la ramie, est utilisée pour filets de pêche (Von Mueller); serait huit fois plus forte que le chanvre (Mac Caughey); très souple, résiste à l'eau salée (un filet ayant 50 ans d'usage est en bon état). Cultivée par les indigènes, en débarrassant une touffle de toute végétation, sans toucher aux arbres qui lui fournissent l'ombre.

On rouit à l'eau courante et on gratte la lanière.

URERA

Urticacées.

U. ALÆMFOLIA — Guadeloupe; *Ortie brulante,* Nouvelle Caledonie' Tahiti, Indes, Sandwich.

U. ACUMINATA — Madagascar. *Amiadambo* Bl. *Sampivato H. Amberana* Bl.

Racine rapée contre morsure d'insecte. et pour douleurs de l'enfantement ; décoction contre les douleurs de l'avortement.

U. AMBERANA   Madagascar, *Amberana* Bl.

U. BACCIFERA   Guadeloupe   *Ortie brulante, Ortie baccifère.*
Martinique   Buis *fredochea.*
Cuba . . .   *Hoja de chichjicusle.*
Argentine .   *Ortiga brava.*

Arbuste ou arborescente 2.40—3.60 souvent épineux : feuilles alternes, ovales, arrondies, dentées, glabres, stipulées, axillaires, bicarénées ; fleurs en cymes latérales parfois trichotomes, monoïques, calice male 4—5 dev. ; 4—5 étamines, calice femelle, 4 lobes inégaux, ovaire uniloculaire, uniovolé ákène avec calice facciforme à ccru, coloré.

Plante en décoction apéritive et en cataplasmes résolutifs.

U. GRANDIFLORA.

Paraguay : *Pyno guazé :*
Les tubercules durétiques.

U. HARATO

Tahiti : *Harato.*

Grand arbre à larges feuilles alternes revêtues de pois courts sur petites verrues, peu visibles, contenant un liquide violent, donnant une brûlure très forte, dont on se débarrasse par la chaleur. Fleurs monoïques, calice 5 divisions, 5 étamines.

U. LONGIFOLIA .   Madagascar   *Amplbelavarika.*

U. OBOVATA . .   Guinée . .   *san Thomé.*

U. OLYOLOBA .   Madagascar .   *Amisana G. amiambavy, (H.) Amiandambo (Br.).*

U. RADULA . .   Madagascar .   *Amianmbavy.*

U. SANDWICENSIS   Sandwich .   *Opohé.*

Croit en fourrés épineux, ses feuilles servent comme fourrage pour les chevaux et comme thé pour les personnes ; son écorce est utilisée dans les maladies de poitrine.

U. SPHAEROPHYLLA   Madagascar — *Sampivata*
Natal   — *Umbogozembré*

Plusieurs espèces sont indigènes et atteignent diverses dimensions. Les unes ont des tiges de 15 m/m et 1.20 à 1.50 ; les autres atteignent

21 cm. et 6 m. de haut ; elles sont moins répandues dans les districts du milieu que dans une des côtes.

Fibre. — L'écorce de l'U. *alceœfolia* est utilisée par les Indiens du Brésil pour cordes et pour étoffes servant de pagnes, et à Tahiti c'est le *Roa*.

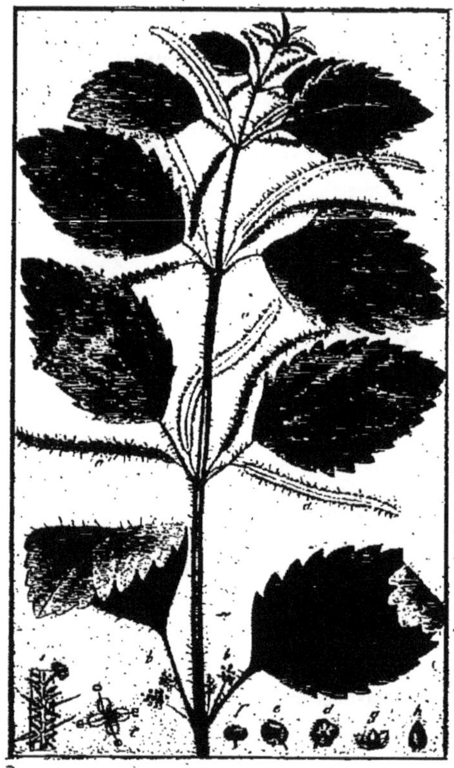

Fig. 19 — Urtica membranacea

L'U. *tenax* donne une fibre qui est utilisée au Natal par les indigènes pour cordes de mature et est considérée au Cap comme identique à la ramie.

U. sandwicensis est utilisée par les indigènes des îles Sandwich de même U. *alceœfolia* pour ceintures, pagnes et filets.

URTICA — ORTIE (1)

Urticées genre *Urtica*.

Aire des plus vastes, occupe tous les points du globe, mais semble préférer les régions tempérées et froides, se trouve au Mexique et dans les Alpes jusqu'à 2.400 mètres ; à de nombreuses espèces.

U. CARACASSANA. Tahiti. République Argentine.

U. DIOÏCA Bolivie : *Itapallu* France : *Ortie commune.*

Vivace dioïque à souche tracante, tiges nombreuses, de 1.50 à 2.80, munies de poils irritants, feuilles opposées, accuminées profondement dentelées, vert sombre, stipules ovales, accuminées membraneuses, caduques. Fleurs glomérées en panicules axillaires dépassant le pétiole, mâles et femelles sur le même pied.

Contient du tanin, la racine utilisée contre la diarrhée.

U. URENS.

Annuelle, monoïque à racine pivotante, feuilles opposées ovales, oblongues, aiguës à incisions dentelées et à cinq nervures principales ; fleurs en épis ou en panicules axillaires plus courts que le pétiole.

Extraction. — S'extrait par rouissages en eau stagnante ou courante ou sur le pré, sur tiges vertes ou sèches, et peut se décortiquer à l'état vert puis se rouïre en lanières sur prairies ou se traiter chimiquement en opérant à doses légères, car l'ortie se défibre facilement.

U. BACCIFERA.

Guatemala. *Chichicaste de cerco.*

Arbuste de 4 à 5 cm. tronc jaunâtre, sale rugueux, très ramifié, feuilles grandes cordiformes recouvertes de poils fins ; fleurs petites en panicules. Fruit une baie blanche ou rose, petite transparente, juteuse, à saveur douce à une seule graine. Les feuilles sont munies de petites glandes renfermant de l'acide formique, avec poils raides excréteurs perçant la peau et déversant le liquide ; propriété utilisée en médecine comme urticant.

U. CANNABINA.

Sibérie, Vancouver *(Hemp nettle)* Kamtschatka.
Tiges de 1 à 2 m. Feuilles 3 à 5. Lobes aigus, dentelés.

FIBRES

	Longueur en mm.			Diamètre au milieu		
	Max.	Min.	Moy.	Max.	Min.	Moy.
Ortie . .	55	4	25	120	24	40
Lin . .	60	4	2	36	10	25
Chanvre .	40	18	28	29	16	20
Ramie .	250	60	150	120	24	40

(1) L'Ortie 1895 du T. S. & I. des Textiles actuellement épuisé.

La fibre est composée de cellulose pure, la surface parfois lignifiée ; elle est formée d'un fuseau régulier, crenelé aux extrémités, les pointes fines arrondies, parfois, bifurquées.

Reactions : Iode et A. sulfurique   . Bleu.
Chlorure de zinc iodé   . Bleu-violet.
Chlorure de calcium iodé Rose.
Fuschine ammoniacale   . Rien.
Sulfate d'aniline   . . . Rien.

Utilisation. — A jadis été utilisée pour toiles en Europe, en France, Italie, Allemagne, au Kamtschatka pour cordes et filets ; au Japon on a fabriqué des toiles avec l'*U dioïca* et l'*U Zubergiana.*

U. arborescens . .	Phillippines	Utilisée.
U. aestuans . . .	Nouvelle Caledonie, *Rava*	Pagnes.
U. aquatica . . .	Ceylon, *Maha-drya-dool.*	
U. argentea . . .	Iles de la mer du Sud	Utilisée.
U. baccifera . .	Antilles	Fil et toile.
U. biloba	Indes.	
U. obenata . . .	Indes.	
U. cannabina . .	Vancouver (*Hemp Nettle*)	Cordes et filets.
U. carracassana .	Sandwich, Tahiti	Filets.
U. canadensis . .	Canada.	
U. ferox	Nouvelle Zélande.	
U. gema	Cochinchine, *Wang-hai-ton-là.*	
U. heteropphyla .	Indes, Chine	Laine végétale.
U. interrupta . .	Cochinchine, *Cay-wang-hat.*	
U. Laportea . . .	Canada	Ramie candicans.
U. mexicana . .	Mexique, *Yesgos*	Cordes.
U. japonica . . .	Japon	Pagnes.
U. pellucida . . .	Nouvelle Caledonie	Pagnes.
U. pariflora . . .	Indes, Himalaya.	
U. pilosa	Chochinchine, *Nang-hai-hung.*	
U. rubra	Guyane, *Zouti rouge.*	
U. pustulea . . .	Amerique du Nord.	
U. photomophylla	Les Galles du Sud, Queensland.	

L'ortie peut être utilisée pour cordes, pour la papeterie au même titre que le chanvre et le lin ; elle l'a été, mais cette utilisation demanderait des cultures.

L'exploitation de cette plante n'est pas à recommander, car son rendement est faible, elle demande une culture et de grandes quantités d'engrais nitrés, son travail d'extraction est aussi couteux que celui de la ramie tout en donnant un rendement cultural moindre et une resistance également moindre ; en Europe son exploitation ne peut être rémunérative, le chanvre produisant plus et une fibre plus forte, en régions chaudes la ramie sera bien plus rémunératrice.

Si comme textile, l'ortie n'a aucun avenir, son utilisation comme fourrage, ses graines pour la volaille, ses tiges comme litière et fumier peuvent être rémunératrice là ou elle existe à l'état sauvage.

Remarque. — En 1920 la société allemande créée pour la culture des orties « Nessel-Anbau-Gesellschaft » a décidé de réduire son capital à 3 millions de marks, tout en collaborant avec les Instituts de recherches pour établir l'utilisation des orties, comme textile.

Ceci justifie ce que j'ai écrit, il y a plus de vingt ans, rien a faire avec les orties.

VILLEBRUNA

Urticacées.

V. INTEGRIFOLIA. Indes ; *Wild Rhea, Ramie sauvage.*
Assam, Birmanie, Himalaya ; *Ban Rhea.*
Java, Sumatra ; *Djœrong, Mimiran.*

Petit arbre spontané jusqu'à 1.500 m. d'altitude. Cultivé dans le N. E. des Indes ; croît à profusion aux pieds de l'Himalaya, du Sikkim au Népaul, et abondamment dans la vallée de l'Assam, particulièrement vers les pieds des montagnes assamites dans l'extrême Nord vers Naya et le Khasia ; se trouve également dans les montagnes de Birmanie entre le Tenasserim et le Yunnan, dans les vallées limitrophes du Haut Kankan du Ghans et aussi dans les îles Andamans.

Elle semble être indigène des mêmes districts que la *Rhea (Bœhmeria Nivea)*; elle croit en régions humides vers les fleuves et ses racines sont toujours dans l'eau.

On la coupe de Novembre à Février.

V. RUFESCENS. Java. Textile utilisé.
V. SCRABRA. — —

Extraction. — Les Garos retirent l'écorce, puis la font bouillir avec de la vase verte et la gratte en suite, enlevant ainsi l'écorce et la ils se content des rubans d'écorce qu'ils tissent en cordes pour leurs usages ; on dit également que les feuilles seraient bouillies.

Fibres

La fibre préparée est mêlée dans les villages d'Assam à la soie, et tissées avec elle ; c'est le *Banrhea* de l'Assam ou *Chanrre de Sisla* (d'après Watt). Elle ne serait pas entourée de matière gommeuse, elle est aussi fine que le lin et résiste à l'humidité. Examinée par l'I. I., celui-ci l'indique comme résistant mieux aux acides et aux alcalis que la ramie et lui serait supérieure. A été préconisée par le Gouvernement des Indes.

PREMIÈRE TABLE GÉNÉRALE

FIGURES

TROISIÈME TABLE — NOMS PROPRES CITÉS

QUATRIÈME TABLE – NOMS SCIENTIFIQUES

9 782329 179148